선글라스 끼숑(KKISONG)

선글라스 끼송(KKISONG)

발행일	2020년 12월 31일		

지은이	김후식		
펴낸이	손형국		
펴낸곳	(주)북랩		
편집인	선일영	편집	정두철, 윤성아, 최승헌, 배진용, 이예지
디자인	이현수, 한수희, 김민하, 김윤주, 허지혜	제작	박기성, 황동현, 구성우, 권태련
마케팅	김회란, 박진관		
출판등록	2004. 12. 1(제2012-000051호)		
주소	서울특별시 금천구 가산디지털 1로 168, 우림라이온스밸리 B동 B113~114호, C동 B101호		
홈페이지	www.book.co.kr		
전화번호	(02)2026-5777	팩스	(02)2026-5747

ISBN	979-11-6539-538-4 03510 (종이책)	979-11-6539-539-1 05510 (전자책)

이 도서의 국립중앙도서관 출판예정도서목록(CIP)은 서지정보유통지원시스템 홈페이지(http://seoji.nl.go.kr)와
국가자료공동목록시스템(http://www.nl.go.kr/kolisnet)에서 이용하실 수 있습니다.
(CIP제어번호: 2020055253)

(주)북랩 성공출판의 파트너
북랩 홈페이지와 패밀리 사이트에서 다양한 출판 솔루션을 만나 보세요!
홈페이지 book.co.kr • **블로그** blog.naver.com/essaybook • **출판문의** book@book.co.kr

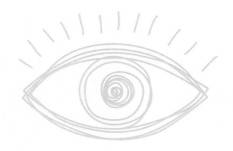

선글라스 끼송

KKISONG

김후식 지음

북랩 book Lab

책을 펴내며

『선글라스 끼숑(KKISONG)』을 책으로 펴내기 위해 많이 고민했습니다. 선글라스 끼숑(KKISONG)은 "야외에선, 선글라스를 끼세용!"의 줄임말입니다.

선글라스를 착용하자는 범국민 운동으로 시작해서 어느덧 5년이 되었습니다. 저는 참으로 우연한 기회에 눈사랑운동본부와 인연이 되어서 봉사자로서 활동했습니다. 이러한 기회와 함께 저의 관심과 조그마한 노력으로 책을 펴낸다는 것이 참으로 가능한 일인지 몇 번이고 저 자신에게 되물어 보았습니다. 정말 할 수 있느냐고 말입니다.

저는 세상을 살아오면서 많은 봉사에 참여하였으나 눈사랑운동본부의 '끼숑'을 주제로 봉사를 하면서 이보다 큰 보람과 자부심을 가져 본 적이 없었습니다. 그 보람과 자부심이 오늘까지 이어져 한 글자씩 즐겁게 원고를 써 내려가는 저의 모습을 보게 되었습니다. '그래, 맞아. 눈 사랑, 눈 보호와 눈 건강으로 밝은 세상을 만들어 가는 데 조금이나마 보탬이 될 수 있다.'라는 용기를 저에게 준 눈 사랑운동본부에 깊은 감사를 드립니다.

'야외에선, 선글라스를 끼세용!' 범국민 운동은 2016년과 2017년의 2회에 걸쳐 지방 현지를 방문하여 진행되었으며, 끼송의 일원이 된 것이 저에게는 무한한 영광이었습니다. 눈사랑운동본부장이신 가톨릭대학교 여의도성모병원 문정일 교수님의 따뜻한 말씀 한마디에 벅찬 감격을 느끼고, 봉사에 대한 새로운 이정표를 찍는 소중한 경험의 산실이었습니다. 지금도 그때를 돌이켜 보면 웃음이 절로 납니다. 행복은 멀리에 있는 것이 아니라 가까이에 있다는 것, 봉사로 얻는 행복이 이렇게도 큰 것인지는 예전에는 미처 몰랐습니다.

'야외에선, 선글라스를 끼세용!'의 취지를 살펴보도록 하겠습니다. 국민에게 밝은 세상을 드리자는 것입니다. 우리 사회는 급속한 고령화로 인해 일본과 같은 초고령화 사회로의 진입을 목전에 두고 있습니다. 눈의 질병에 의한 후천적 실명은 개인 생활도 어렵게 만들지만, 반드시 개호인(介護人)의 도움을 필요로 하게 되는 만큼 개인과 가정 구성원뿐만 아니라 제2의 인생 여정에도 제한을 미쳐 의료비 재정뿐만 아니라 사회·경제적 비용 부담이 커지게 됩니다.

최근에는 오존층 파괴로 인해 자외선 노출이 심해지고 있습니다. 이런 자외선에 많이 노출되면 눈 건강에 상당한 영향을 주어 흰자 부위, 즉 결막의 살이 검은 동자로 자라 들어가는 익상편, 눈 속의 수정체가 혼탁해지는 백내장 그리고 우리 눈에 상을 맺고 시력의 중심을 담당하는 황반에 변성(황반변성)이 올 가능성이 커집니다. 이러한 질환은 자연적으로도 나이가 들수록 많이 오게 되는데, 이 빈도와 중증도는 자외선의 심한 노출로 인해 더욱더 심해질 수 있습니다. 또한, 백내장과 황반변성은 녹내장과 함께 안과 실명의 3대 질환 중 하나라고 합니다.

그러므로 오랜 시간 동안 농사일을 하시거나 야외 노동을 하는 경우 이러한 안과 질환에 취약할 수밖에 없습니다. 이를 예방하기 위해서는 야외 활동 시 선글라스를 반드시 착용하고 일해야 합니다. 그래야 이러한 질병을 예방하는 데 조금이라도 도움이 될 수 있습니다. 자외선 차단이 제대로 되는 선글라스를 농업인분들에게 보내는 운동은 의료비 급증이 예상되는 현시점에 조금이나마 도움이 될 수 있으리라 생각합니다. 농업인의 눈 건강을 지켜내고 더 나아가 고령화 사회에서 선글라스 착용이 범국민 눈 건강 운동으로 발전하는 데 온 힘과 열정을 다하겠습니다.

책의 구성은 다음과 같습니다. PART I. '야외에선, 선글라스를 끼세용(끼송: KKISONG)!'은 우리의 눈 보호와 눈 건강으로 밝은 세상을 만들어 가는 시작의 과정입니다. 나의 작은 선글라스 착용의 실천이 작은 씨앗이 되어 나, 우리, 대한민국을 넘어서 지구인의 필수품으로 100세 눈 건강을 지켜줄 겁니다.

PART II에서는 '야외에선, 선글라스를 끼세용!' 범국민 운동을 실전적으로 현장감 있게 구성하여 제공함으로써 국민 눈 건강 운동에 기여하고자 합니다.

PART Ⅲ에서 다루는 우리나라 계절별 자외선량 측정 결과에 따른 우리의 대응과 자외선, 지구 온난화, 오존층에 관한 지식은 우리의 눈 건강을 지킬 수 있습니다.

PART Ⅳ에서는 선글라스는 우리에게 필요한 필수품이라는 것을 다루고, 선글라스와 함께하면서 아름다운 세상을 만들어 가자는 내용을 다룹니다.

PART Ⅴ에서는 필수품인 선글라스를 즐겁게 착용하기 위해 다양한 소재를 통해 유익하게 소개합니다. 몇 번이고 반복하여 읽으면 선글라스를 사랑하게 되실 겁니다.

PART Ⅵ에서는 올바른 선글라스 선택은 눈 건강을 지킨다는 것과 선글라스 착용의 생활화는 밝은 세상을 만든다는 것, 그리고 눈 건강에 좋은 음식을 소개합니다.

PART Ⅶ에서는 장장 40년 동안 청소년을 위한 업무를 해 오면서 그간 자외선으로부터 선글라스를 멀리하여 백내장 수술을 받게 된 실제 사례를 공개합니다.

특히, PART I의 제3장에서는 끼송(KKISONG) 데이(Day)를 지정했습니다. 끼송 데이를 지정하게 된 배경은 2016년 7월 16일부터 7월 17일까지 이틀간 의료진과 봉사자가 현지를 방문하여 진행된 '야외에선, 선글라스를 끼세용(끼송: KKISONG)!' 운동에서 출발했습니다. 이 운동이 범국민 운동으로 발전하기를 간절히 바라는 마음으로, '선글라스 착용으로 눈 사랑, 눈 보호와 눈 건강으로 밝은 세상을 만들어보자.'라는 취지로 끼송(KKISONG) 데이(Day)를 7월 16일로 지정하고 <선글라스(Sunglass) 해피 송(Happy Song)>으로 이를 널리 홍보하고자 하는 저의 작은 실천으로부터 시작되었습니다. 선글라스 착용이 범국민 운동으로 발전하도록 온 힘과 열정을 다 하도록 하겠습니다.

PART II의 제1장 "'끼송(KKISONG)'으로 거듭난 아이보라(EYEBORA)"는 2016년과 2017년에 눈사랑운동본부와 함께 실전 경험한 일들을 중점적으로 구성하였습니다. 자외선으로부터 눈 보호 및 눈 건강을 위해서는 반드시 선글라스를 착용해야 한다는 교육 등의 내용으로 다양하게 구성하여 어르신들로부터 좋은 평가를 받았습니다.

저는 2016년과 2017년의 2회에 걸쳐 범국민 운동에 참여한 만큼 성실과 정직을 바탕으로 존경과 사랑하는 마음을 담아 현재까지 매년 현지를 방문했습니다. 앞으로도 우리의 발걸음은 멈추지 않을 겁니다. 2017년에 첫 돌을 맞이하여 현지를 방문하기 위해서 이장님께 전화를 드렸습니다. 이때 가슴이 두근거리는 저의 모습을 발견했습니다. 이장님께서 반갑게 전화를 받아주시고 안부를 되묻어 주시는데, 어쩔 줄 몰랐습니다. 이런 것이 행복인가 봅니다. 너무나 행복했습니다.

처음의 만남이 선글라스의 착용 실태와 개선 사항을 다루는 업무적으로 통상적인 만남이었다면 지금은 그때와는 전혀 다른 큰 변화가 있었습니다. 한 해, 두 해 찾아뵙다 보니 이제는 이웃사촌처럼 가까이 늘 반갑게 말씀해 주시고 때로는 집으로 초대하는 경우도 있었습니다.

이처럼 '야외에선, 선글라스를 끼세용!' 운동은 2회에 걸쳐서 성공적으로 마무리되었지만, 아이보라에서는 이렇게 성공적으로 마무리된 범국민 운동을 한층 더 발전시키기 위해서 『선글라스 끼송(KKISONG)』을 책으로 펴내고자 했습니다. 이 길은 국민을 존경하고 사랑하는 마음의 실천으로 한 선택입니다.

저는 앞으로도 초심을 잊지 않고 전 국민이 선글라스를 생활필수품으로 인식하고 착용할 때까지 눈 사랑, 눈 보호와 눈 건강으로 밝은 세상 100세 눈 건강 시대를 만들어가기 위해 노력할 예정입니다. 아이보라는 여러분과 끝까지 함께하겠습니다.

『선글라스 끼송(KKISONG)』이 책으로 세상에 나오기까지 자문을 도와주신 가톨릭대학교 의무부총장 겸 의료원장 문정일 안과 교수님, 드림성모안과 정충기 원장님, (전)KBS강태원복지재단 김영철 국장님 그리고 끼송 운동의 홍보대사 자리를 흔쾌히 응해 주신 방송인 배철수 위원님께 깊은 감사를 드리며, 끝까지 우의와 도움을 주신 눈사랑운동본부, KBS강태원복지재단, 드림성모안과, 세명대학교 자원봉사단, 단양 가곡, 제천 봉양, 충주 앙성면 이장님과 우리 모두에게 눈 사랑으로 밝은 세상을 만들어 가기 위한 『선글라스 끼송(KKISONG)』을 책으로 선물해 드립니다.

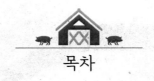

목차

책을 펴내며   5

PART I   '야외에선, 선글라스를 끼세용(끼숑: KKISONG)!'

제1장. 아이보라(EYEBORA)의 첫걸음

국민을 바라보면서 행복한 웃음을   20

'무엇'을 추구하시나요?   24

브랜드화   29

나의 건강식, 아이보라(EYEBORA) 선글라스식   32

제2장. 농업인 선글라스의 탄생

선글라스의 필요성   38

선글라스의 보급   45

제3장. 끼숑(KKISONG) 데이(Day)

끼숑(KKISONG) 데이(Day) 지정 배경   51

제4장. 선글라스(Sunglass) 해피 숑(Happy Song)

〈썬행숑(S.H.S)〉의 희망   54

PART II '야외에선, 선글라스를 끼세용!' 범국민 운동

제1장. '끼숑(KKISONG)'으로 거듭난 아이보라(EYEBORA)

2016년 '야외에선, 선글라스를 끼세용!' 58
2017년 '야외에선, 선글라스를 끼세용!' 68
강산이 변해도 변함없는 아이보라(EYEBORA)의 눈 사랑 79

제2장. 아이보라(EYEBORA)의 변함없는 눈 사랑

그 1년간의 눈 사랑 80
2년이 지나도 변함없는 눈 사랑-어르신께 밝은 세상을 85
3년이 지나도 변함없는 눈 사랑 89
2년간 변함없는 눈 사랑-앙성 편 93
변함없는 눈 사랑 96
단양·제천 4년 차, 앙성 3년 차! 98
아이보라가 맺은 열매, 눈 사랑 100
단양·제천 5년 차! 앙성 4년 차! 103

PART III 자외선

제1장. 우리나라 계절별 자외선량 측정 결과

자외선에 대한 우리의 대응 106

제2장. 자외선과 지구 온난화

자외선이란? 110
자외선에 대한 오존층의 역할 113
지구 온난화란 무엇인가? 113

오존층 파괴에 따른 피해　114

이상기후 현상　115

제3장. 자외선 · 지구 온난화와 선글라스

자외선-선글라스 사랑　117

지구 온난화-선글라스 사랑 120

PART IV　선글라스 이야기

제1장. 선글라스의 일상생활

살맛 나는 세상, 선글라스와 함께할 수 있어서 행복해　124

선글라스 착용하기에 좋은 날씨구먼　128

선글라스는 마음의 등불　132

몸 따로, 마음 따로　136

선글라스와 함께해서 행복해　139

선글라스 착용으로 백 세 시대 눈 건강을　142

제2장. 나의 위대한 탄생

나의 보물 1호는?　147

폭풍우와 선글라스　150

좋은 습관, 좋은 결과　153

당신이 최고야　155

금고　158

그늘과 바람　161

제3장. 선글라스의 무한한 사랑

식을 줄 모르는 사랑 164
사랑은 일방통행 166

PART V 선글라스는 생활필수품

제1장. 선글라스는 내 사랑, 내 친구

선글라스를 왜 착용하시나요? 172
선글라스가 밝은 세상을 준다면 175
와! 멋진 선글라스 180
선글라스는 사치품인가요? 184
선글라스의 올바른 선택 187
선글라스에 대한 추억 189
꽃보다 아름다운 당신 193
우산과 선글라스 196
우리의 선택이 세상을 밝게 합니다 201
등산복과 선글라스의 사랑 203
우리 함께 밝은 세상을 만들어 가요 207
우리가 소중하게 여기는 것은 210
우리 눈을 사랑해요 212
선크림과 선글라스 214
썬! 고마워 216

PART VI 올바른 선글라스 선택하기

제1장. 올바른 선글라스 선택

선글라스 렌즈의 모든 것 220

제2장. 눈 건강에 좋은 영양에 관한 모든 것

눈 건강에 좋은 영양덩어리 222

PART VII 선글라스를 멀리해서 일어났던 실제 사례

제1장. 백내장 수술

보도 자료 239

자료 출처 240

감사의 말씀-『선글라스 끼송(KKISONG)』 출간에 도움을 주신 분들 241

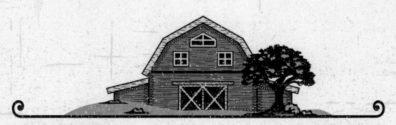

PART I

'야외에선, 선글라스를 끼세용
(끼쑝: KKISONG)!'

'야외에선, 선글라스를 끼세용(끼쑝: KKISONG)!' 운동은
우리의 눈 사랑, 눈 보호와 눈 건강으로 밝은 세상을 만
들어 가는 시작입니다. 나의 선글라스 착용의 작은 실천
이 작은 씨앗이 되어 나, 우리, 대한민국을 넘어서 지구인
의 필수품으로 100세 눈 건강을 지켜드립니다.

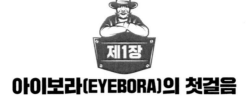

아이보라(EYEBORA)의 첫걸음

♠ 국민을 바라보면서 행복한 웃음을

언제쯤 국민을 바라보면서 행복한 웃음을 지었는지, 지금 생각해 보면 먼 옛날의 이야기 같습니다.

작은 아이디어와 은근과 끈기로 일군 작은 꿈과 사회 공헌의 나눔과 착한 마음이 홀씨가 되어 많은 분에게 밝은 세상을 드린다는 사실에 감사한 마음뿐입니다. 그간 어떻게 하면 국민의 눈 건강을 지키는 데 도움이 될까 곰곰이 생각해 오면서 자연환경을 고민하게 되었고, 지구 온난화, 오존층 파괴, 자외선으로부터 눈을 보호하고 걱정 없는 밝은 세상을 만들어서 우리 모두에게 행복과 웃음을 주고 싶었습니다. 요즘 누구나 집에 선글라스 몇 개씩은 보관하고 계시지 않나요. 다만 선글라스 착용이 거추장스럽고 불편하다고 생각해서 선글라스 착용에 대하여 부담을 느끼고 계신 것은 아닌지 궁금합니다.

게다가 농업인들이 농사일을 할 때 선글라스를 착용하는 것은 더욱더 불편할 겁니다. 이런 불편함은 아마 우리가 쉽사리 상상하기는 힘들 겁니다. 그래서 과감한 인식의 변화를 통해 자외선으로부터 눈 건강을 지키기 위한 방법이 없을까 고민했습니다. 그러던 중 선글라스 착용을 위한 계몽운동의 일환으로 '야외에선, 선글라스를 끼세용!' 범국민 운동에 봉사자로 참여하게 되었습니다. 이는 선글라스의 소중함과 중요성에 대하여 알게 되는 소중한 계기가 되었습니다. 흔히 태양 빛이 강하게 내리쬐고 태양 고도가 가장 높은 5~8월에는 자외선이 매우 강해 갖가지 피부 손상의 원인이 된다고 합니다. 그런데 태양 고도가 높을수록 윗눈썹과 눈꺼풀이 효과적인 그늘을 만들기 때문에 자외선이 직접 눈으로 들어가는 것을 막아 준다고도 합니다. 9월 이후에는 태양의 고도가 낮아지면서 우리가 주로 바라보는 수평선 높이와 가까워져 눈으로 직접 조사(照射)되는 자외선은 증가하게 됩니다.

또한, 가을은 봄보다 황사나 미세먼지가 적고 특히 10월은 1년 중 맑은 날이 가장 많아서 선글라스를 착용해야 자외선으로부터 눈 건강을 지킬 수 있다고 합니다.

농작물이 무르익고 벼가 고개를 숙이는 결실의 계절 가을. 농업인들은 일 년 중 가장 바쁜 시간을 보내고 있습니다. 땀 흘려 키운 농작물을 어서 거두어 우리의 밥상으로 전달하기 위해 노력하고 있습니다. 하지만 자신의 건강, 특히 '눈 건강'에는 소홀하신 농업인들이 많습니다. 어르신들이 밭일을 가장 많이 하시는 10월이 눈 건강에는 가장 위험한 달이 될 수도 있습니다.

2016년 7월 16일(토)부터 7월 17일(일)까지 양일간 충북 제천과 단양군 가곡면에서 처음으로 2016 '야외에선, 선글라스를 끼세용!' 사업이 열렸습니다. 60세 이상 300여 명의 농업인에게 안과 검진과 교육을 통해 눈 건강의 중요성을 알려 드리고 농사일에 사용하기 적합한 맞춤형 선글라스를 전해드렸습니다. 이번 사업의 가장 중요한 핵심은 농업인에게 그저 선글라스를 드리는 것만이 아니라, 농업인들께서 앞으로 건강한 눈을 지키고 하시는 생업에 최선을 다하며 더 나아가 건강한 사회 구성원으로서 우리 곁을 지켜 주시길 바라는 마음이 담겨 있었습니다. 그 마음으로 이번 사업에 열정을 담았고, 농업인들에게 전달되었으리라 믿습니다. 선글라스가 멋을 내기 위한 소품이면서 농사 필수품으로도 자리매김하기를 기대합니다.

이후 '야외에선, 선글라스를 끼세용!' 2탄이 2017년 10월 21일(토) 충주 앙성 농협에서 60세 이상 200여 명의 농업인을 대상으로 열렸습니다. 안과 검진과 교육을 통해 눈 건강의 중요성을 알려 드리고 농사일에 사용하기 적합한 맞춤형 선글라스를 전해드렸습니다.

2016년에 '야외에선, 선글라스를 끼세용!' 사업을 시작할 때만 해도 '선글라스를 쓰자고 외치는 이 캠페인이 과연 얼마나 영향력을 미칠 수 있을까?'에 대한 의문점이 있었습니다. 그러나 여러 차례 회의와 검토를 하고, 직접 농업인들을 만나 뵈면서 이 사업이 가진 힘과 중요함을 깨닫게 됐습니다. 실제로 '야외에선, 선글라스 끼세용!' 사업과 캠페인을 통해 일부 골프장에서는 코스 매니저(캐디)가 선글라스를 쓰고 라운딩할 수 있도록 권고하는 등 사회 전반에서 변화가 일어나고 있다는 이야기를 접할 수 있었습니다.

특히 선글라스 자체적으로도 새로운 변화가 일어났습니다. 문정일 교수님과 아이보라가 1년여 동안 협업한 끝에 새로운 선글라스를 만들었습니다. 지난해에 나눠 드린 선글라스를 실제로 사용한 충북 제천과 단양군 가곡면 지역의 농업인들을 직접 만나서 피드백을 받아 개선된 이번 선글라스는 높은 자외선 차단율은 물론, 농업인들이 밭일을 할 때 쓰기 더욱 편하도록 더욱 가볍고 유연한 재질을 사용해 제작했습니다. 또한, 채광창을 만들어 밝은 시야를 유지하도록 하고 선글라스 다리에 고무 재질의 끈을 부착하는 등 농업인들의 눈 건강을 위해 개선한 창의적인 아이디어가 엿보였습니다.

'야외에선, 선글라스를 끼세용!'은 범국민 운동과 함께 소중한 인연으로 시작되어 지금은 농업인을 위한 맞춤형 선글라스 보급뿐만 아니라 선글라스 착용의 범국민 운동으로 변화하는 데 열정을 다하고 있습니다.

범국민 운동으로 조기에 정착하기 위해서는 우리 모두의 관심과 참여가 있어야 가능합니다. 이는 국민을 바라보면서 행복한 웃음을 지을 수 있는 날을 만들어 가는 길입니다. 큰 행복과 웃음을 만들어 가는 길은 그렇게 어려운 일이 아니라 선글라스의 착용만으로도 만들어 갈 수 있습니다. 아주 작은 실천으로부터 시작됩니다. 우리의 작은 실천으로부터 시작된 범국민 운동이 바라만 봐도 행복과 웃음을 준다는 것, 이보다 더 크고 멋진 행복이 지구상 어디에 있겠습니까. 우리 모두의 작은 실천으로 큰 행복을 만들어 가는 데 늘 함께해 주시기를 바랍니다. 보다 더 큰 범국민 운동을 위한 선택입니다.

오로지 국민의 눈 사랑, 눈 보호와 눈 건강으로 밝은 세상을 만들어 가는 데 국민을 위해서 봉사하는 자세로 뚜벅뚜벅 앞만 보고 걸어가겠습니다. 선글라스의 가치는 무엇과 비교할 대상이 아닙니다. 우리 누구에게나 소중한 애장품으로 늘 함께하고 늘 사랑으로 아껴주시고 착용해 주신다면 우리 모두에게 밝은 세상의 소중한 기쁨과 행복을 약속할 겁니다. 비록 첫걸음은 무겁지만, 이 첫걸음이 열매를 맺는 그 날까지 변화에 대응하고 즐겁게, 힘차게 나아갈 수 있도록 선글라스를 사랑해 주시면 큰 힘이 될 겁니다.

♠ '무엇'을 추구하시나요?

현재 지구는 자연환경의 변화로 인해 오존층의 파괴가 일어나 태양에서 발산하는 자외선이 지구에까지 많은 양이 도달해 봄이나 여름과 같이 자외선이 많은 계절에는 눈을 손상시키는 위험에 노출될 수밖에 없다고 합니다.

지구 온난화의 영향으로 봄꽃의 개화 시기가 빨라지고, 봄·가을 주가가 짧아지고 있으며, 여름은 더욱더 뜨거워지고 겨울은 점점 더 따뜻해지고 있습니다. 이러한 현상은 우리가 몸으로 체감하고 있습니다.

국민의 눈 건강을 지켜내기 위해서는 우리 모두의 참여와 관심과 실천이 있어야 합니다. 자연환경의 변화, 오존층 파괴, 지구 온난화, 자외선으로부터 우리의 눈 건강을 지켜내기 위해서는 무엇을 먼저 실천해야 하는지 곰곰이 생각해 볼 때가 되었습니다.

자외선으로부터 우리의 눈을 지켜내야 합니다.
우리의 눈을 지키기 위해서 선글라스 착용은 선택이 아니라 필수입니다. 강한 햇볕이 내리쬐는 무더운 여름날, 외출하기 위해서 선뜻 밖으로 나서기란 쉽지 않지요. 선글라스 착용 후 외출은 자외선으로부터 우리의 눈을 보호하는 소중한 선택이며 필수입니다.

우리의 소중한 선택과 실천은 눈 건강을 향한 올바른 길입니다. 농업인 맞춤형 선글라스의 개발은 선글라스의 소중함과 자외선으로부터 우리의 눈을 반드시 보호하겠다는 강한 의지가 담겨있습니다. 오직 한길을 걸어오면서 다양한 경험을 거울삼아 국민의 눈 건강을 지켜내도록 하겠습니다.
우리 모두가 자연환경과 자외선에 적극적으로 대응하기 위해서는 선글라스의 착용이 습관화되어야 합니다.

　다른 사람을 의식하거나, 눈치를 보거나, 불편해하거나, 귀찮아하는 것에서 하루빨리 벗어나야 우리의 눈을 보호하고 눈 건강을 지켜낼 수 있습니다. 선글라스의 착용은 나를 위한 올바른 선택이며 나의 눈 보호로 눈 건강을 지켜내는 것입니다. 나의 작은 실천이 주변의 변화를 이끌어내고 더 나아가 모든 국민의 눈 건강을 지켜내는 것입니다. 모든 것이 나로부터 시작된다는 것을 아서야 합니다.

　나의 작은 실천에서 시작되어 모든 국민이 선글라스 착용으로 자연환경과 자외선으로부터 눈 보호로 눈 건강을 지켜낸다는 것은 존경과 사랑을 받을 만한 실천입니다. 다른 사람에게 소소한 행복을 주는 것보다 가치 있는 것은 없습니다. 우리에게는 없어서는 안 될 소중한 가치입니다.

　선글라스가 우리 국민의 애장품과 소중한 필수품으로 여겨지는 것은 나의 작은 실천으로부터 시작됩니다. 우리의 밝은 세상이야말로 무엇보다 소중하기 때문에 선글라스 착용의 생활화는 소중한 선택입니다.

　자외선의 복사 중 UV-C는 눈의 각막을 해치는 등 생명체에 해로운 영향을 미친다고 합니다. 자외선으로부터 우리의 소중한 눈을 지켜내기 위해서 인식 개선이 필요할 때입니다. 선글라스가 멋 내기용 소품이면서 생활필수품이 되어야 합니다. 선글라스는 멋도 부리면서 자외선, 먼지, 바람, 돌 튀는 것, 나뭇가지 등으로부터 우리의 눈을 지켜주는 필수품입니다.

자외선으로부터 눈 건강을 지켜내기 위한 첫 단계인 농업인 선글라스 제작을 시작한 지 벌써 5년이 되었습니다. 처음에는 "농촌에 무슨 선글라스야. 도시에서도 잘 착용하지 않는데…"와 같은 반응이었습니다. 그러나 이러한 분위기에서도 농업인의 선글라스 착용은 필수입니다. 착용의 분야도 확대되어 비닐하우스 설치 시, 꽃순 따기 시, 과일 수확 시, 전지 시, 농약 분무 시 등 다양한 상황에서 착용해야 합니다.

실제로 지역을 방문하면서 새롭게 알게 된 것이 있습니다. 작목반에 종사하시는 분들은 일반 선글라스를 착용하신다고 합니다. 꽃순 따기 시, 전지 시에는 강한 햇볕으로 인해 선글라스를 착용하지 않고서는 작업을 하실 수 없다고 합니다. 가끔 차량으로 이동하다 보면 밭에서 잡초 제거 시, 예초기 작업 시 선글라스를 착용하신 모습을 간간이 보게 됩니다. 참으로 눈 건강을 위해서 바람직한 일입니다.

앞에서도 말씀드렸지만, 선글라스를 착용하는 것에 대한 인식이 불편함에서 자연환경과 자외선으로부터 눈을 보호하겠다는 인식으로 하나둘씩 바뀌어 가는 사례나 모습을 바라볼 때마다 우리의 작은 실천이 얼마나 중요한지 알게 됩니다. 모든 것은 나 한 명으로부터 시작된다는 것을 잊지 말아야 합니다.

오로지 자외선으로부터 국민의 눈 건강을 지켜내야 한다는 일념으로 앞만 보고 달려왔습니다. 자연환경에 대응하고 자외선에 대하여 알아보면서 우리의 눈 보호와 눈 건강에 대하여 소중하게 느껴 보는 이 시간이야말로 눈 건강의 시작입니다. 모든 것이 나를 위한 것이고, 나로부터 시작된다는 것을 알게 되는 소중한 시간이었습니다.

세상에 나보다 더 중요한 것이 무엇이 있을까요.

우리 모두 눈 사랑과 눈 건강을 위해서 함께하면서 행복하고 아름다운 세상을 만들어 가면 좋겠습니다. 소중한 나와 우리를 위해서 선글라스 착용 생활화의 작은 실천은 밝은 세상을 만들어 가는 착한 실천으로 사랑을 받아야 합니다.

처음에는 불편하고 거추장스러움의 대상으로 시작하였지만, 자연환경과 자외선에 노출되면서 발생하는 피해를 살펴보면서 우리의 눈 건강을 지켜내는 데 가장 좋은 방법은 선글라스 착용의 생활화라는 것을 알 수 있었습니다.

'무엇'을 추구하세요. 우리에게 지금 필요한 것이 무엇이 있을까요. 계절에 따라서 다소 차이는 있겠지만, 강한 햇볕 아래의 눈 보호와 눈 건강에 대해서 무엇을 고민해야 할까요. 고민할 시간이 없습니다. 반사적인 행동을 보여 주세요. 선글라스 착용은 강한 햇볕으로부터 우리의 눈 건강을 지켜낼 겁니다.

눈 건강 시대를 여는 것은 나의 작은 실천으로부터 시작됩니다. 모든 국민이 선글라스를 착용하는 그 날까지 우리의 실천은 멈추지 말아야 합니다. 우리가 추구하는 것은 우리 모두를 존경하고 사랑하는 마음을 담아서 자외선으로부터 눈 보호와 눈 건강을 지켜내고 밝은 세상을 만들어서 건강하고 행복이 넘치는 아름다운 사회를 만들어 가는 것입니다. 우리는 할 수 있고 이뤄낼 수 있습니다. 자외선으로부터 우리의 눈 건강을 위한 길에 끝까지 함께해 주시길 바랍니다. 우리 한번 화이팅합시다.

♠ 브랜드화

브랜드의 참뜻은 특정한 제품 및 서비스를 식별하는 데 사용되는 명칭, 기호를 총칭한다고 명시하고 있습니다. 선글라스의 생명은 렌즈이며 우리가 착용하기에 편리한 제품이면 최고의 맞춤형 선글라스입니다. 상품을 브랜드화하기 위해서는 많은 연구와 피와 땀의 노력이 있어야 가능합니다. 창의적인 아이디어와 고객과 맞춤형으로 접목하여 고객의 무한한 사랑을 받을 때 그 제품이 상품으로서 가치가 있으며 이것이 바로 브랜드화의 첫걸음입니다.

아이보라의 브랜드화의 목표는 자연스럽게 누구나 관심을 가져주고 찾아주며 착용하는 맞춤형 농업인 선글라스의 발견에서 출발하게 되었습니다. 오랜 시간이 지난 것도 아닌, 5년 전에 우연히 '야외에선, 선글라스를 끼세용!' 범국민 운동에 봉사하게 되면서 찾아온 길입니다. 봉사자로서 맡은 바 역할에 성실히 책임과 열정을 다하였습니다.

봉사하면서 가슴에 와닿은 것이 있다면 선글라스의 중요성과 착용의 필요성에 대하여 농업인분들이 선글라스를 착용한 모습을 봤을 때입니다. 저의 뇌리에 '이거야! 눈 건강을 지킬 수 있는 길은 선글라스 착용이야!'라는 생각과 함께 제가 할 수 있는 일이 무엇인지 스스로에게 묻게 되었습니다. 밝은 세상을 만들 수 있는 방법은 눈을 사랑하고 보호하는 것입니다. 이보다 더 멋진 아이디어가 어디에 있겠습니까. 눈 사랑의 범국민 운동이 아이보라의 브랜드화로 가는 첫걸음입니다.

큰 목표는 농업인뿐만 아니라 전 국민이 선글라스를 착용하고 눈 보호와 눈 건강을 지켜내는 것입니다. 이를 이루기 위해서 더 많은 연구와 개발이 변함없이 계속될 겁니다. 이는 우리 모두 많은 관심을 가지고 선글라스를 착용하고 사랑할 때 이룰 수 있습니다.

국민을 존경하고 사랑을 바탕으로 국민 지향형 브랜드화를 이루도록 노력하겠습니다. 앞에서도 말씀드렸지만, 브랜드의 의미는 그렇게 굉장하거나 큰 것이 아닙니다. 제품 및 서비스를 식별하는 데 사용되는 명칭, 기호를 총칭한다고 명시하고 있지 않습니까. 국민을 존경하고 사랑하는 아이보라 맞춤형 선글라스는 더 낮은 자세로 국민을 존경하고 사랑하는 마음을 담아, 그 존경과 사랑이 넘쳐 필수품이 되어 자연스럽게 착용할 수 있는 선글라스의 브랜드화에 앞장서겠습니다.

이제 시작이며 갈 길은 아직 멀기만 합니다. 국민의 선글라스 착용의 생활화, 습관화야말로 소중한 희망입니다. 정성으로도 살 수 없는 희망의 큰 의미는 선글라스 착용이며 애장품으로, 생활필수품으로써 인식이 개선될 때입니다. 우리 함께 마음을 모아 눈 건강에 대하여 깊게 생각해 보면 어떨까요. 우리의 삶의 궁극적인 목적은 행복한 삶이며 이를 뒷받침하는 것은 건강입니다. 건강한 삶은 나의 행복과 가족 간의 사랑, 연인과의 사랑, 친구와의 우정과 사랑을 넘어서 모든 분과의 사랑을 이어주는 소중한 끈입니다.

아이보라가 추구하는 브랜드화는 국민 여러분의 눈 사랑, 눈 보호와 눈 건강으로 밝은 세상을 만들어 가는 것입니다. 이것이 브랜드의 큰 그릇이며 꿈입니다. 그 꿈을 이루기 위해서는 선글라스 착용은 필수이며 나의 작은 실천으로부터 시작됩니다. 처음에는 불편하지만, 자외선으로부터 나의 소중한 눈을 아끼고 사랑한다는 것을 느끼시게 될 겁니다. 나의 소중한 눈을 지켜주는 지킴이 선글라스를 오늘의 명품으로 강력하게 추천합니다.

아이보라는 국민을 존경하고 사랑합니다. 그 마음이 불씨가 되어 KBS 〈9시 뉴스〉, 〈뉴스광장〉, 〈뉴스데스크〉, 〈6시 내고향〉, 〈5분 건강 톡톡〉, 〈WORLD 뉴스〉에 출연하게 되어 많은 분으로부터 깊은 사랑을 받고 있습니다. 이제는 받은 것을 되돌려 드릴 때라고 생각하여 브랜드화의 첫걸음을 시작합니다. 국민을 존경하고 사랑하는 마음을 담아 눈 사랑, 눈 보호와 눈 건강으로 밝은 세상을 만들어가는 데 부족하지만 헌신하겠습니다.

브랜드는 제품 및 서비스를 식별하는 데 사용되는 명칭, 기호를 총칭한다고 명시하고 있으나 여기에 더해 국민을 존경하고 사랑하는 마음과 '야외에선, 선글라스를 끼세용!'의 근본 취지인 나눔과 봉사를 담았습니다. 우리 모두로부터 무한한 사랑과 신뢰를 받을 수 있는 브랜드를 만들어 가겠습니다. 늘 겸손하고 강한 열정으로 우리 모두를 섬기는 정신을 가슴 속 깊이 담고 혼을 담아 존경하고, 사랑하는 마음으로 아이보라의 선글라스 브랜드화로 눈 사랑, 눈 보호와 눈 건강을 지켜내겠습니다.

♠ 나의 건강식, 아이보라(EYEBORA) 선글라스식

'나의 건강식' 하면 무엇이 떠오르시나요? 대부분 음식을 떠올리실 겁니다. 건강식의 변화는 우리에게 꼭 필요한 과정입니다. 그러나 이제는 건강식도 바뀌어야 하며 바뀔 때가 되었다고 감히 말씀을 드려도, 대부분의 사람은 "워워… 맞다, 맞아. 그런 건강식이 있었구나." 하는 정도로 넘어갈 것입니다. 그럴 것을 알기에 건강식을 논하는 지금 멋진 건강식의 탄생에, 너무나 기대되고 행복합니다. 그만큼 우리에게 매우 소중한 건강식은 과연 무엇일까요.

우리의 일상생활에서 건강을 위한 메뉴는 매우 다양합니다. 다들 나에게 맞는 맛집을 수십 개씩은 알고 있습니다. 언제든지 가족과 친구와의 멋진 오찬, 만찬을 즐기려고 할 때 맛집을 모르면 불편한 점이 이만저만이 아닐 겁니다. 우리의 건강은 아무리 강조해도 과하지 않습니다. 건강을 잃으면 모든 것을 잃는다고 하지 않습니까. 건강은 건강할 때 지키라고 합니다.

나의 건강식은 무엇을 의미할까요. 우리의 일상생활의 기본인 아침, 점심, 저녁을 의미할까요? 더 나아가 외식이나 모임을 의미할까요? 사람의 생각에 따라 다르기는 하지만, 일상적인 것이 아니라 좀 특별한 음식을 건강식이라고 하지 않을까요? 건강을 위해서라면 무엇이든 찾아다니며 건강관리를 합니다. 건강보조식품도 그 일익을 담당하고 있지 않습니까. 우리에게 있어서 건강은 세상 무엇과도 바꿀 수 없는 소중한 것입니다.

우리 삶에서 제일 소중한 것은 건강입니다. 뜬구름 없이 나의 건강식과 아이보라 선글라스식을 말씀드리니 좀 의아한 마음이 드셨을 겁니다. 내 인생에서 제일 중요한 것은 건강이고 이를 지키기 위해서는 건강식으로 건강을 지켜야 한다는 말씀을 드리려는 것이었습니다. 앞에서도 말씀드렸지만, 사람들은 건강을 위해서라면 무엇이든 합니다. 운동, 식이요법, 건강보조식품 등 세려야 셀 수 없을 정도로 다양한 방법으로 우리의 건강을 지키고 있습니다.

아마도 이 책을 읽으시는 독자 여러분도 글로 목록을 적어 보시면 건강을 위해 많은 것을 실천하시고 계실 겁니다. 건강한 삶은 우리의 로망입니다. 멋진 삶, 행복하고 즐거운 삶이야말로 건강해야 가능한 일이 아니겠습니까. 나의 올바른 선택이야말로 건강한 삶을 만듭니다. 건강한 삶을 누리는 방법 중 하나를 소개해 드립니다. 웃으면 복이 옵니다. 좋은 이야기입니다. 지금부터 자신에게 많은 칭찬과 존경의 마음을 보내고 사랑하며 "나는 할 수 있다!"라고 말해 주는 것을 매일 여러 차례에 걸쳐 실행에 옮겨 보세요. 대단한 변화가 찾아올 겁니다.

이러한 것들이 나에게 자신감뿐만 아니라 건강이 좋아지고 뜻한 대로 이룰 수 있게 해 준다는 사실을 믿으셔야 합니다. 자신을 칭찬하는 것은 건강식을 드시는 것보다 큰 효과가 있다고 합니다. 자신에 대한 배려, 존경과 감사하는 마음은 자신을 변화하게 하고 마음까지도 편안하게 해 주는 효능이 있다는 사실에 여러분도 공감하시나요?

우리 누구나 경험하고 느끼는 것들을 지금 제가 왜 글로 표현하는지 아시나요? 여러분을 존경하고 사랑하기 때문입니다. 소중한 분들에게 다시 한번 강조하여 전할 때 건강과 함께 행복한 미래가 찾아오지 않을까요. 남들이 부러워하는 행복 말입니다.

나의 건강식으로 건강한 몸과 마음을 만드셨나요. 우리가 실천해야 할 또 하나의 소중한 것이 우리를 기다리고 있습니다. 지금까지는 섭취와 운동으로 몸과 마음을 관리해 오셨다면 앞으로는 외부적인 요인으로부터 우리의 건강을 지켜내는 건강식을 소개해 드리고자 합니다. 자외선으로부터 눈 보호를 위한 생활필수품 선글라스를 소개해 드립니다. 큰 박수를 보내 주세요.

선글라스식. 생소하고, 누군가는 '이게 뭐야?' 하실 수 있습니다. 우리의 생활필수품 선글라스. 다들 알고 계시죠? 아마도 다들 몇 개씩은 가지고 있을 겁니다. 평소에 선글라스를 얼마나 착용하는지를 점수화한다면 스스로에게 몇 점을 주실 수 있나요. 높은 점수를 기대해 봅니다. 선글라스 착용률이 높으면 높을수록 우리의 소중한 눈이 사랑과 보호를 잘 받고 있다는 것입니다.

우리의 일상생활에서 큰 것을 바라는 것은 아니며, 소소하고 작은 건강식을 하나 더 추가한다는 가벼운 마음으로 출발하시면 부담 없이 천천히 적응할 수 있을 겁니다. 건강식 선글라스 착용의 생활화에 도전해 보세요. 선글라스를 나의 일상과 함께하는 부담 없고 불편함이 없는 친구로 받아들이세요. 마음이 한결 편안하고 쉽게 적응하면 우리의 건강을 지켜줄 겁니다.

그때 그 시절에도 이렇게 선글라스를 건강식으로 드렸는데, "아냐.", "필요 없어.", "뭘. 어르신 눈치도 봐야 하고 귀찮아."라고 하며 건강식을 멀리하시던 그분들이 이제는 이 건강식에 큰 관심이 있다는 소식에 감사할 뿐입니다. 이러한 작은 관심과 실천을 통해서 눈 사랑, 눈 보호와 눈 건강으로 밝은 세상을 만들어 가야 합니다. 모든 것이 나로부터 시작된다는 것을 잊지 마셔야 합니다.

나의 건강식, 선글라스식으로의 변화와 정착은 우리 모두의 바람입니다. 건강한 삶을 위한 길에는 선택의 여지가 없습니다. 환경의 변화에 따라서 자외선에 노출된 우리의 눈을 보호하기 위해서는 이제 선글라스는 필수품이어야 합니다. 선글라스는 생활필수품으로 우리의 곁을 지키고 있습니다. 자신을 희생하면서까지 우리에게 밝은 세상을 만들어주는 그는 우리에게 온 소중한 큰 선물입니다.

우리를 지켜주는 선글라스를 소중히 여기고 관리하고 착용할 때 밝은 세상을 약속합니다. 아이보라는 오로지 우리의 밝은 삶을 위해서 태어났으며 그 역할을 다하고자 합니다. 농업인에 대한 사랑으로 시작한 선글라스의 보급이 더 나아가 범국민 운동으로도 정착할 수 있도록 끊임없는 열정과 노력을 다하도록 하겠습니다.

큰 꿈을 이루기 위해서는 소소하고 작은 것부터, 나로부터, 즉 한 명으로부터의 시작이 있어야 이뤄낼 수 있습니다. 선글라스식은 자연환경과 자외선으로부터 우리의 눈 보호와 눈 건강을 위해서 반드시 선글라스를 착용하자는 것이며, 작은 실천으로부터 시작하여 국민 모두가 선글라스 착용으로 눈 건강을 지켜내자는 범국민 운동으로 힘차게 나아가고 있습니다.

그동안 선글라스식의 어려운 점은 멀리 던져버리시고 오직 하나, 눈 건강을 위해서 무엇을 드셔야 하는지 고민하지 마시길 바랍니다. 우리 함께 대한민국을 넘어서서 지구인 모두가 선글라스식을 드시고 즐길 때 비로소 눈 사랑으로 밝은 세상을 만들어 낼 수 있습니다.

선글라스를 즐겁게, 유쾌하게 착용하기 위해서 선글라스식으로 비유해서 말씀드렸습니다. 사랑하는 분들과 가족과 맛있는 식사를 하시듯 선글라스 착용을 즐겨주시면, 우리의 눈 건강도 자연스럽게 좋아질 겁니다. 우리 함께해요. 선글라스식을 드시면서 우리의 눈 건강으로 행복과 활력이 넘치는 아름다운 세상을 만들어 갑시다. 우리 모두를 존경하며 사랑합시다.

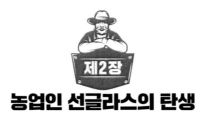

농업인 선글라스의 탄생

♠ 선글라스의 필요성

우리 사회는 급속한 고령화로 일본과 같은 초고령 사회로의 진입을 목전에 두고 있습니다. 눈의 질병에 의한 후천성 실명은 개인 생활도 어렵게 만들지만, 반드시 개호인(介護人)의 도움이 필요하게 되는 만큼 개인과 가정 구성원뿐만 아니라 제2의 인생 여정에도 제한을 미치게 되어 의료비 재정뿐만 아니라 사회·경제적 비용 부담이 커지게 됩니다.

최근에는 오존층 파괴로 인해 자외선 노출이 심해지고 있습니다. 이런 자외선에 많이 노출되면 눈 건강에 상당히 영향을 주어 각종 안과 질환이 올 수 있습니다. 이러한 질환은 자연적으로도 나이가 들수록 많이 오게 되는데, 이 빈도와 중증도는 자외선의 심한 노출로써 심해질 수 있습니다. 농업인은 대부분 하루에 8시간 이상 야외 활동을 하면서 그대로 자외선에 노출되어 후천성 안과 질환을 호소하고 있습니다. 특히 백내장, 황반변성, 익상편 환자의 비율은 도시보다 농촌이 2배가 높다고 합니다.

오랜 시간 동안 농사일을 하거나 야외 활동을 하는 경우 안과 질환에 취약할 수밖에 없습니다. 이를 예방하기 위해 야외 활동 시에는 선글라스를 반드시 착용하시고 일해야 이러한 질병 예방에 조금이라도 도움이 될 수 있습니다. 자외선으로부터 눈을 보호하기 위해서 선글라스 착용은 필수입니다. 또한, 일할 때 돌이 튀는 상황이나 이물질로부터 눈을 보호하기 위해서는 반고글형 선글라스가 좋다고 합니다.

농업인 선글라스는 오로지 농업인을 위해서 맞춤형으로 태어난 눈 건강 반고글형 선글라스입니다. 21세기인 현시대를 살아오면서 농업인을 위한 전문 선글라스는 없었습니다. 2016년 '야외에선, 선글라스를 끼세용!' 범국민 운동 후 현재까지 각 지역을 방문하여 현장 체험 및 착용 실태 파악과 다년간 이장님과 어르신분들을 모시고 다양한 의견을 나누면서 농업인 맞춤형 선글라스를 개발하기 위해서 노력해 왔습니다.

보다 나은 제품을 만들어 내기 위해서, 제품에 대한 시험인 태양광 UVB(280~315)nm 투과율, 태양광 UVA(315~380)nm 투과율, 강구 낙하, 내구성, 고온에서의 치수 안전성, 땀에 대한 저항 등 6개 항목에 대한 시험을 (재)한국안광학산업진흥원에 의뢰했습니다. 그 결과 우수한 시험성적서를 받게 되어 오로지 농업인을 위한 맞춤형 선글라스가 탄생하게 되었습니다.

저는 농업인의 작업 환경을 획기적으로 개선하는 데 남다른 애정을 가지고 있습니다. 농업인 선글라스는 멋내기용 소품이면서 동

시에 농사 필수품입니다. 강한 햇볕에도 야외에서 우리의 먹거리를 위해서 헌신적으로 땀 흘리시는 농업인에게 과연 지금 무엇이 제일 필요하고 중요할까 많이 고민하였습니다.

선글라스는 우리를 품어주는 에너지가 있습니다. 눈 건강과 후천성 안과 질환 예방을 위해서 농업인에게 선글라스 착용은 농사 필수품이자 필수 습관으로 반드시 지켜져야 합니다. 선글라스 착용을 통해 자외선뿐만 아니라 먼지, 바람, 돌 튀는 것, 나뭇가지 등으로부터 눈 보호로 눈 건강을 지켜내야 하며 존경하고 사랑하는 마음을 실천으로 옮겨야 합니다.

선글라스의 용도별 다양성, 군의 보급 실태, 자동차 조립, 의료진 보안경까지 다음의 자료를 참고로 농업인의 선글라스 보급의 필요성에 대하여 알아보고자 합니다.

일반인의 선글라스 착용은 오로지 눈 건강을 위해서가 아닐 겁니다. 브랜드 소장의 가치와 멋스러움 등도 하나의 이유입니다. 요즘 길을 가다 보면 선글라스를 착용한 분들이 많이 늘어난 것을 알 수 있습니다. 그만큼 건강에 관심이 높아졌다는 것과 자외선 수치가 높은 자연환경 때문이겠지요. 선글라스의 다양한 변화는 일반인 선글라스, 오토바이용 선글라스, 자전거용 선글라스, 등산용 선글라스, 군인용 선글라스 등 다양한 부분에서 일어나고 있습니다.

선글라스는 강렬한 햇빛과 자외선으로부터 눈을 보호하기 위해서 쓰는 색깔 있는 안경이라고 합니다. 처음 선글라스가 발명된 것은 중국에서 천연 수정으로 안경알을 만든 것인데, 법정에서 증인 신문을 할 때 법관들의 표정을 가리고 위압감을 주기 위해서 만들어졌다고 합니다. 서양에서는 안경알을 불에 그슬려 검은 그을음을 입힌 것에서 시작되었다고 합니다.

　선글라스는 기능이 기능이니만큼 자주 사용하는 곳은 해변가나 스키장, 고속도로, 항공기 등 햇빛의 반사가 활동에 지장을 줄 정도로 강한 곳이겠지요. 백인들이 많은 서양에서는 화창한 날에는 꼭 선글라스를 착용하는 사람들을 자주 볼 수 있는데, 백인들은 몸의 색소가 타인종보다 적은 편이며 눈 역시 마찬가지이기 때문에 빛에 대한 내구성 또한 상대적으로 더 약하기 때문이라고 합니다.

　눈이 시리고 아파서 꼭 착용해야 한다고는 하지만, 자외선의 위험성에 대한 정보가 많이 전파된 현대에는 우리나라에서도 써야 하는 필수 아이템으로 자리를 잡아 가고 있습니다. 사실 우리나라의 기후는 7월을 제외하면 햇볕이 1년 내내 강렬한 편이라 항상 선글라스를 써야 하는 게 맞습니다. 다만 사회적 이미지가 발목을 잡고 있을 뿐입니다.

　또한, 이런 선글라스의 기능 외에도 선글라스가 주는 미적인 모습 덕분에 패션 아이템으로 사용되는 경우도 흔하고 상대방 입장에서 눈빛이 보이지 않아 강인한 모습을 심어줄 수 있기에 군대 조교 등이 상대방에게 위압감을 주기 위해 착용하기도 한다고 합니다.

어쨌든 선글라스의 주 용도는 자외선 차단입니다. 예를 들면 차량 운전자의 경우 시력과 운전에 지장이 없다면 태양이 눈을 직격하는 시간대에는 눈 건강을 위해 착용하는 걸 권장하고 있습니다. 여러분도 선글라스 착용으로 눈 건강을 지키시기를 바랍니다.

농업인의 선글라스 착용은 자외선뿐만 아니라 돌, 먼지, 나뭇가지, 꽃가루, 가지치기, 비닐하우스 설치 시 눈의 보호를 위해 필수가 되었습니다. 이처럼 선글라스의 착용은 멋내기용 소품이자 농업인의 필수품으로 자리 잡고 있습니다. 즉, 인식의 개선으로 다른 사람의 눈치를 보거나 시선을 의식하던 과거보다는 눈 건강을 위해 선글라스를 착용하는 것이 당연시되고 있습니다. 이런 현실은 그동안 다양한 홍보 매체를 통하여 선글라스의 필요성을 홍보한 결과이며 이에 발맞추어 농업인을 위한 맞춤형 농업인 선글라스의 탄생은 한층 더 선글라스가 빠르게 정착할 수 있도록 하는 원동력이 되었습니다.

앞으로는 농사일뿐만 아니라 일상생활에서도 적극적으로 착용하실 수 있도록 현지 방문 홍보 및 필요성에 대한 강조와 착용 실태를 수시로 파악 및 협의하여 나의 눈 건강은 내가 스스로 책임진다는 강한 책임감을 갖도록 인식을 변화시켜 나갈 예정입니다. 언제든 외출이나 야외 활동 작업 시 농기구가 없으면 논과 밭을 일구지 못하듯이 선글라스를 착용하지 않으면 외출이나 야외 활동, 작업을 할 수 없다는 인식 개선을 반드시 이룩할 것입니다.

선글라스 착용의 생활화. 우리의 눈 사랑으로 눈 건강을 지킬 수 있습니다. 착용만으로 눈 건강을 지킬 수 있다는 사실을 안 우리는 어떻게 해야 할까요. 이제는 선글라스가 농업인의 필수품으로 자리 잡고 있습니다. 자외선으로부터 눈을 보호하기 위해서는 선글라스 착용만 한 것이 없습니다.

선글라스 착용 습관은 매우 중요합니다. 세 살 버릇이 여든까지 간다고 하지 않습니까. 선글라스는 사치품이 아니며 멋내기로 주변을 의식하여 착용을 기피하는 대상이 아니라 자외선으로부터 우리의 눈 보호를 위한 생활필수품입니다. 유년 시절로 잠시 돌아가시는 것, 참으로 아름다운 선택이 아닌가요. 그럴 수만 있다면 말입니다. 우리 모두 좋은 습관과 탁월한 선택을 해야 합니다. 선글라스의 착용은 멋진 습관, 멋진 선택이며 우리의 눈 건강을 지켜내는 좋은 습관입니다.

삶의 여정에는 자신에게 행복과 기쁨을 줄 수 있는 일들이 많습니다. 생각과 생활에 따라서 다양하겠지만, 눈 보호를 위해서 선글라스를 한번 선택해 보세요. 멋진 선택이라고 생각합니다. 그 멋진 선택은 눈 건강과 밝은 세상을 만들어 주는 건강과 행복이라는 두 마리 토끼를 잡는 기분 좋은 일입니다.

농업인에게 있어서 선글라스의 필요성은 아무리 강조해도 지나치지 않는 것으로써 자연환경의 변화, 자외선, 지구 온난화, 오존층 파괴로부터 우리의 눈 건강을 지켜내기 위해서는 반드시 선글라스를 착용해야 합니다.

요즘 외출했을 때 많은 분이 선글라스를 착용하신 모습을 보게 되면 왠지 기분이 좋아집니다. '아니, 벌써 『선글라스 끼송(KKI-SONG)』 책을 읽으셨나?' 하는 생각도 듭니다. 출판도 하기 전이라 당연히 불가능한 일이지만, 가능할 수도 있지요. 제가 지금도 열심히 텔레파시로 "선글라스, 선글라스 착용하세요. 착용하세요."를 외치고 있으니까요. 꿈속에서도 외치고 있답니다. 그것도 너무나 즐겁고 행복한 마음으로 말입니다. 우리 모두를 존경하고 사랑하는 마음을 담아서 보내드리고 있습니다.

지금까지 여러 가지 사례로 말씀을 드렸지만, 결론은 우리의 작은 실천을 통해 선글라스의 착용이 절실히 필요하다는 것입니다. 농업인을 위한 선글라스에서 시작해서 다양한 선글라스로의 변화는 시대적으로 선택이라기보다는 이제 선글라스가 필수품으로 자리 잡고 있다는 것입니다. 모든 것은 나를 위한 것임을 인지하시고 실천해 주시기를 간곡히 부탁드립니다.

우리의 눈 건강은 그 어느 것보다 소중합니다. 불편해서, 귀찮아서, 다른 사람의 눈치가 보여서, 땀이 많아서 등 여타 어떠한 이유가 있다 해도 선글라스의 착용은 필수이며 올바른 선택입니다. 나의 눈을 지켜주는 선글라스의 착용은 올바른 길이며 좋은 실천입니다. 나로부터 시작된 작은 실천이 우리 모두에게 눈 건강과 행복을 드립니다.

♠ 선글라스의 보급

농업인 선글라스를 보급하게 된 계기는 2015년 아이보라에서 봉사하는 마음으로 선글라스를 개발하던 중 우연히 눈사랑운동본부와 인연이 되어 2016년과 2017년의 2년간 '야외에선, 선글라스를 끼세용!' 범국민 운동에 참여하면서 어르신분들께 이를 보급하면서부터였습니다. 이는 농업인 선글라스가 필수품으로서의 길을 걷는 첫걸음이 되었습니다.

맞춤형 선글라스를 착용하시면서 즐거워하시는 모습과 쑥스러워하시는 모습, 행복한 웃음을 보이시는 모습을 가까이에서 바라보면서 자외선으로부터 눈 사랑, 눈 보호와 눈 건강으로 밝은 세상을 위해서 지속해서 맞춤형 선글라스를 보급하겠다고 결심하게 되었습니다.

그 이듬해에 끼송 1년 차를 맞이하여 그때 그곳의 분들을 뵙기 위하여 이장협의회 회장님, 이장님 분들과 사전에 협의한 후 충북 제천, 단양을 방문하니 너무나 반갑게 맞이해 주시고 토론 시간에는 적극적으로 여러 가지 말씀도 해주셔서 매우 유익한 만남을 가졌습니다.

한 해 전만 해도 농촌에서 선글라스를 착용해야 한다는 말에 참으로 의아해하시던 1년 전의 모습과는 전혀 다른 모습이었습니다.

이처럼 선글라스 착용에 대하여 긍정적으로 변화하신 모습을 보면서 선글라스 보급에 대하여 작은 희망을 갖게 되었고 앞으로도 농업인을 위한 선글라스 보급을 위하여 현지를 지속해서 방문하여 맞춤형 선글라스 보급뿐만 아니라 이를 전국적으로 확대하여 많은 분께서 혜택을 받을 수 있도록 하는 데 중점을 두기로 했습니다.

2017년에 진행한 '야외에선, 선글라스를 끼세용!' 2탄은 2016년의 경험과 노하우를 한층 더 업그레이드해 충주시 앙성 농협에서 농업인을 대상으로 짜임새 있게 다양한 프로그램으로 참가한 농업인 분들을 만족시키는 좋은 계기가 되었습니다. 농업인의 주최지인 농협에서의 프로그램 진행은 더 많은 농업인에게 맞춤형 선글라스를 보급해야 한다는 책임감을 절실히 느끼게 만드는 보람 있고 뜻깊은 '끼쏭' 범국민 운동이었습니다.

또한, 이는 막연히 행사의 일환으로 끝나는 것이 아니고 '야외에선, 선글라스 끼세용!'의 출발선이 되어 선글라스의 착용만으로 농업인의 눈 건강뿐만 아니라 더 나아가 국민의 눈 건강을 지킬 수도 있다는 책임감과 자부심을 갖게 되었습니다.

KBS 〈9시 뉴스〉, 〈뉴스광장〉, 〈뉴스데스크〉, 〈6시 내고향〉, 〈5분 건강 톡톡〉, 〈WORLD 뉴스〉 등 다양한 방송에서 농업인 선글라스가 소개되면서 많은 사람이 조금씩 관심을 가져주시는 모습을 보니 밝은 미래가 앞에 놓인 듯합니다. 농업인 선글라스에 관심이 없으셨던 분들의 관심과 변화는 100세 시대 눈 건강을 위한 소중한 선택으로 눈 사랑, 눈 보호와 눈 건강으로 발전할 수 있는 출발선입니다.

제 작은 창의적인 아이디어와 은근과 끈기가 낳은 변함없는 맞춤형 선글라스의 보급은 많은 분에게 밝은 세상뿐만 아니라 선글라스가 멋내기용 소품인 동시에 농사 필수품, 더 나아가 생활필수품으로 정착하는 과정입니다. 앞으로도 지치지 않는 열정과 도전으로 나아가도록 하겠습니다.

농업인과 전 국민의 사랑으로 힘을 얻고 무엇이 필요하고 어떻게 행동할 것인가에 대하여 연간 계획을 수립하여 최초 보급한 제천시 봉양읍, 단양군 가곡면, 충주시 앙성면에 대하여 2016년부터 현재까지 매년 방문하여 선글라스의 착용 실태, 개선 사항, 보완 사항, 체험 행사, 토의를 진행하고 있습니다. 또한, 이를 통하여 이장협의회 회장님, 이장님, 주민분들과의 관계 개선도 이루고 있습니다. 여러 사람이 농업인 선글라스에 대하여 의견을 주신 것을 살펴보면 다음과 같습니다

첫째, 농사일을 할 때 착용하고 있으며, 눈이 시원하다.

둘째, 옥수수, 과일, 고추 수확 시, 꽃순 따기 시, 가지치기 시, 먼지 등으로부터 눈을 보호하는 데 탁월하다.

셋째, 눈 건강을 위한 자외선 차단에 매우 효과적이다.

넷째, 착용한 많은 분의 만족도에서 좋은 평가가 나왔다.

다섯, 정책적인 사업으로 보급 확대하여 100세 시대에 눈 건강 시대를 실현했으면 좋겠다.

이처럼 농업인을 위해서 무엇을 해야 하는지 명확히 밝혀진 만큼 이제는 주저하지 않고 맞춤형 선글라스의 보급을 위해서 끊임없는 제품의 연구 개발로 농업인을 위한 길에 매진하고자 합니다. 그동안 하지 않았던 것들을 새로이 정착시키기 위해서는 어떠한 난관과 어려움이라도 반드시 극복해야 일을 이뤄낼 수 있습니다. 과거와는 다르게 조금씩 선글라스에 대한 인식이 변화하고 있는 것에 대해 희망의 끈을 놓지 않고 눈 사랑, 눈 보호를 위한 선글라스의 착용으로 눈 건강과 밝은 세상을 만들어 가는 데 열정을 다하겠습니다.

농업인 선글라스의 보급을 위한 '야외에선, 선글라스를 끼세용!' 범국민 운동에 2년간 참가하면서 체험한 것과 배운 것, 그리고 그 후 5년간 해당 지역에 다시 방문하여 개선하도록 노력한 것들을 우리의 생활에 접목하여 발전시킨다면 더 큰 효과가 있지 않겠습니까.

새로운 것을 정착시킬 때는 부정적인 시각도 있을 수 있습니다. 그러나 좋은 일에는 공감하고 후원하는 분들이 더 많다는 사실에 저는 동의하고 있으며 그 동의에 힘입어 힘들지만 즐거운 마음과 밝은 세상을 만들어 낼 수 있다는 희망으로 그 끈을 꼭 잡고 앞으로 나아가도록 하겠습니다.

우리 모두는 할 수 있습니다. 이제 선글라스의 착용은 이전보다 생소한 것도 아니고 실제로도 많은 분이 선글라스를 착용하고 있습니다. 그리고 선글라스를 사랑하고 있습니다. 우리도 한번 도전해 보는 것이 어떨까요. 나와 내 가족부터 선글라스를 착용하여 자외선으로부터 눈 보호와 눈 건강을 지키는 것입니다. 나의 작은 실천이 사랑하는 가족에게 행복을 줄 수 있다면 참으로 멋진 선택입니다. 그 멋진 선택, 빠르면 빠를수록 좋은 일입니다.

우리의 빠른 선택은 선글라스 착용의 시작이며, 눈 건강을 위한 출발입니다. 작은 출발에 여러분의 참여를 기대해 봅니다. 어려울 때 함께해 주시면 더 많은 힘과 용기를 낼 수 있습니다. 작게 출발한 것들이 우리 모두에게 건강과 행복을 선물해 줄 수 있다면 이는 함께해 주신 모든 분의 승리입니다. 소소하게 시작한 일들이 희망이 되어 널리 퍼질 수 있는 것은 우리 모두의 참여와 실천이 있기 때문입니다. 누구에게나 작은 관심은 상대를 크게 감동하게 하고 그 감동은 눈 건강과 행복이라는 열매를 맺을 것입니다.

이제는 농업인뿐만 아니라 우리 모두에게 선글라스는 사치품이 아니며 불편한 대상이 아닌 멋내기용 소품이자 소중한 우리의 눈 건강을 지켜주는 필수품이 되었습니다. 많은 분의 노력과 참여로 자외선으로부터 우리의 눈 보호와 눈 건강을 지켜낼 수 있습니다. 사랑하는 가족, 친구, 연인 등에게 선글라스를 권하는 모든 분을 사랑의 선글라스 착용 홍보대사로 위촉합니다. 우리 함께 「홍보대사의 선서문」을 읽어 봅시다. "나는 나와 우리 모두의 눈 건강을 위해서 선글라스 착용을 생활화하고 밝은 세상을 만들어 가기 위해 헌신적으로 착용하고 실천한다." 선글라스의 착용은 나의 작은 실천으로 시작하여 눈 건강이라는 결실을 맺습니다. 더 나아가 국민 모두가 착용하여 밝은 세상을 만들어 낼 때 우리의 소망이 이뤄지는 것입니다.

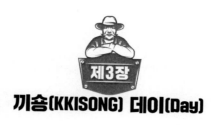

제3장
끼송(KKISONG) 데이(Day)

♠ 끼송(KKISONG) 데이(Day) 지정 배경

끼송 데이를 지정하게 된 배경은 2016년 7월 16일부터 7월 17일까지 이틀간 의료진과 봉사자가 현지를 방문하여 진행된 '야외에선, 선글라스를 끼세용!' 운동에서 출발했습니다. 이 운동이 범국민 운동으로 발전하기를 간절히 바라는 마음으로, '선글라스 착용으로 눈 사랑, 눈 보호와 눈 건강으로 밝은 세상을 만들어보자.'라는 취지로 끼송(KKISONG) 데이(Day)를 7월 16일로 지정하게 되었습니다. 1단계는 농업인을 대상으로 운동을 실시했습니다. 오랜 시간 동안 농사일을 하시거나 야외 활동을 하시게 되는 경우 안과 질환에 취약할 수밖에 없기 때문입니다.

야외 활동 시에는 선글라스를 반드시 착용하시고 일을 하셔야 이러한 질병을 조금이라도 예방할 수 있습니다. 이에 자외선 차단이 제대로 되는 선글라스를 농업인분들에게 보내는 운동을 전개하면 의료비 급증이 예상되는 현시점에 향후 이 운동이 조금이나마 도움이 될 수 있으리라 생각합니다.

또한, 해당 지역을 현재까지도 변함없이 방문하여 선글라스의 중요성에 관하여 이야기를 나누는 것은 선글라스 착용이 일회성 행사에서 끝나는 것이 아니라 우리의 눈 건강을 위한 길임을 알고 있기 때문입니다. 2단계로 자외선으로부터 눈 보호를 위한 선글라스 착용이 범국민 운동으로 발전하는 것은 반드시 우리 모두 함께 참여해야 가능한 일입니다. 선글라스는 사치품이며 불편하고 착용 시 주변을 의식해야 하는 물건이 아닙니다. 이제는 멋내기용 소품이자 생활필수품으로서 우리가 선글라스를 소중하게 여길 때 우리의 밝은 세상을 약속받을 수 있습니다. 우리 모두는 누구나 소중하고 대우받을 권리가 있습니다.

선글라스 착용은 자외선으로부터 우리의 눈을 보호하는 길입니다. 나의 작은 실천이 주변으로 전파될 때 건강한 사회를 만들어 갈 수 있습니다. '나 하나쯤은 괜찮아.'가 아니라 '나부터 선글라스 착용이라는 작은 실천을 하는 것이 큰 변화를 가져온다.'라는 확신을 가질 때가 되었습니다. 실천은 굉장한 것이 아니지요. 선글라스 착용이라는 작은 실천으로 우리 모두 밝은 세상을 만들어 갔으면 합니다.

우리 사회에는 각종 기념일(데이)이 많습니다. 거의 상업적으로 이용되는 데이가 많다고 하네요. 좀 씁쓸한 부분도 있지만, 어쨌든 이런 기념일들은 우리가 많은 관심을 갖고 기다리는 기념일로 자리 잡은 지 오래된 것이 사실입니다. 친구나 연인, 가족분들에게 각종 데이를 맞이하여 기쁨을 줄 수 있다는 것만으로도 좋은 일입니다.

　지구 온난화, 오존층 파괴로 자외선으로부터 우리의 눈을 보호하고 지키기 위해서 이제는 선글라스의 착용이 선택이 아니라 필수가 되었습니다. '끼숑 데이' 7월 16일. 거창한 것이 아니라 나의 작은 실천으로부터 시작됩니다. 우리의 눈 건강을 지켜내고 더 나아가 선글라스 착용이 범국민 운동으로 발전하기를 희망합니다.

선글라스(Sunglass) 해피 송(Happy Song)

♠ <썬행송(S.H.S)>의 희망

　<선글라스(Sunglass) 해피 송(Happy Song)>이라는 곡을 쓰게 된 배경은 그렇게 멀지도 않은 작년 7월입니다. 문득 자외선에 대해서는 우리 모두 어느 정도는 알고 있는 것이 현실이지만, 자외선으로부터 눈 보호를 위해서 무엇을 해야 하는지에 대해서는 잘 모르고 있다는 생각이 들었습니다. 특히, 선글라스 착용의 필요성에 대해서 많은 분이 공감하는 것은 아니기 때문에 이를 홍보하기 위한 방법으로 준비하였으나, 작곡하여 노래로 대중에게 나오기 전에 이렇게 책에 실리는 것은 상상도 하지 못했던 꿈 같은 일입니다.

　아마추어를 무엇이라고 하나요. 전문가가 아닌 비전문가를 말하지요. 저는 노래에는 전문가가 아니지만, 자연환경과 자외선으로부터 우리의 눈 보호와 눈 건강을 위해서 선글라스가 필수라는 것에 대해서는 누구보다 잘 알고 있습니다. 아는 것에 그치는 것이 아니라 적극적이고 재미를 더한 홍보의 방법은 없을까 생각하던 중 글로 써 내려간 것이 바로 이 곡입니다. 이 곡이 책을 통해 여러분께 널리 널리 찾아가기를 희망하고 그 희망이 불씨가 되어, 우리 함께

눈 보호와 눈 건강을 위한 길에 함께하시면 좋을 듯싶습니다. 밝은 세상을 위해서 힘껏 말입니다.

선글라스의 사랑에서 나오는 〈선글라스 해피 송(썬행송, S·H·S)〉. 읽어 보시거나 홍얼거려 보시면 재미가 솔솔 일어나고 선글라스를 사랑하지 않고서는 몸살이 나실 겁니다. 〈썬행송 (S·H·S)〉이 앞으로 많은 사랑을 받아서 선글라스 착용이라는 멋진 모습으로 나타나길 바랍니다. 〈썬행송〉, 우리 함께해요. 〈썬행송〉을 외롭게 하지 않는 일은 우리의 몫입니다. 늘 함께 홍얼거리며 선글라스를 사랑하는 일도 우리의 몫입니다. 멋과 눈 보호를 함께 즐길 수 있는 선글라스 착용. 선글라스가 생활필수품이 되어 우리 모두가 함께하는 그 날을 위해서 오늘도 〈썬행송〉, 내일도 〈썬행송〉을 부릅시다. 우리 모두를 위해서 함께 행복한 노래를 부릅시다.

〈썬행쏭(Sunglass Happy Song)〉을 소개해 드립니다.

선글라스와~ 바캉스 떠나요~ 해수욕장으로~ 선글라스를 끼세요~
썬(sun)~ 썬~ 자외선 차단을 위하여~ 선글라스를~ 사랑하세요~
선글라스가~ 100세 눈 건강~ 밝은 세상을~ 밝혀줍니다~

선글라스와~ 외출을 하세요~ 가족과 함께 멋진 활동을~ 선글라스를 끼세요~
국민 눈 건강 우리와 함께~ 선글라스를~ 사랑하세요~
선글라스가~ 100세 눈 건강~ 밝은 세상을~ 밝혀줍니다~

선글라스와~ 사랑에 빠져요~ 자외선 예방~ 눈 사랑~ 선글라스를 끼세요~
생활필수품~ 멋진 그대를~ 착용하세요~선글라스를 사랑하세요
선글라스가~ 100세 눈 건강~ 밝은 세상을~ 밝혀줍니다~

우리 모두 〈썬행쏭(S·H·S)〉과 함께 눈 사랑, 눈 보호와 눈 건강을 이룩하여 행복이 가득한 밝은 세상을 우리 모두의 것으로 만들어 가시기를 희망합니다.

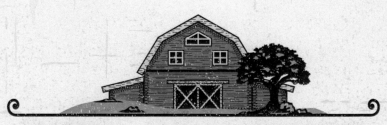

PART II

'야외에선, 선글라스를 끼세용!' 범국민 운동

'야외에선, 선글라스를 끼세용(끼숑: KKISONG)!' 범국민 운동을 실전적으로 현장감 있게 구성해 제공함으로써 국민 눈 건강 운동에 기여하고자 합니다.

제1장

'끼쏭(KKISONG)'으로 거듭난
아이보라(EYEBORA)

♠ 2016년 '야외에선, 선글라스를 끼세용!'

우리 사회는 급속한 고령화로 일본과 같은 초고령 사회로의 진입을 목전에 두고 있습니다. 눈의 질병에 의한 후천적 실명은 개인 생활도 어렵게 만들지만, 반드시 개호인(介護人)의 도움을 필요로 하게 되는 만큼 개인과 가정 구성원뿐만 아니라 제2의 인생 여정에도 제한을 미치게 되어 의료비 재정뿐만 아니라 사회·경제적 부담도 커지게 됩니다. 이를 해결하기 위해 눈사랑운동본부와 KBS강태원 복지재단이 손을 맞잡았습니다.

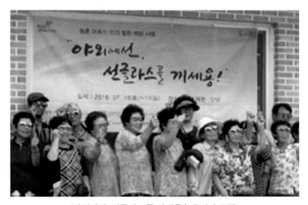

'야외에선, 선글라스를 끼세용!', 우리가 모델!

여러분은 자신보다 나이가 어린 사람이 '떡' 하니 선글라스를 끼고 있으면 어떤 생각이 드시나요? 어르신 앞에서 선글라스로 얼굴과 시선을 가리고 있으니 '건방지다.' 또는 '무례하다.'라는 생각이 드시나요? 혹은 '저렇게 비싼 선글라스를 쓰다니, 사치스럽다.'는 생각을 하시는 건 아닌지요?

하지만 선글라스는 눈을 보호하는 데 아주 중요한 역할을 합니다. 자외선에 눈이 장시간 노출되면 익상편과 백내장 그리고 황반변성 등 심각한 손상을 가져옵니다. 이러한 안과 질환을 예방하는 가장 쉬운 방법이 바로 선글라스를 착용하는 것입니다. 여러분도 야외 활동 시에는 반드시 선글라스를 착용하세요.

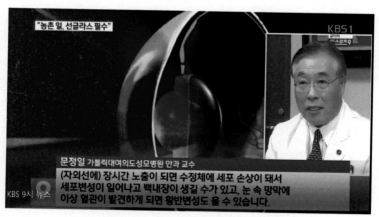

가톨릭대학교 여의도성모병원 안과 문정일 교수님

뜨거운 햇볕이 내리쬐는 계절, 무더위와 자외선으로 야외에서는 눈조차 뜨기 힘든 요즘 같은 날씨에도 해가 뜨고 질 때까지 바깥에서 일하시는 분들이 계십니다. 바로 우리의 먹을거리를 책임지는 농업 종사자분들입니다.

가톨릭대학교 여의도성모병원 안과 의료진과 드림성모병원 의료진을 중심으로 구성된 눈사랑운동본부와 KBS강태원복지재단은 2016년 7월 16일(토)과 17일(일) 이틀 동안 충북 제천과 단양의 농촌 마을을 방문했습니다. 그곳에 거주하시는 200여 명의 농업 종사자 어르신들에게 안과 검진과 교육을 통해 눈 건강의 중요성을 알려드리고 맞춤형 선글라스를 전해드렸습니다.

비가 쏟아지던 16일(토), 이른 아침부터 부지런히 충북 제천의 고산동 노인정으로 향했습니다. 서울에서 출발한 13명의 의료진과 5명의 자원봉사자, 그리고 KBS강태원복지재단 직원들의 발걸음이 조금은 무거웠는데요. 아마 이른 새벽부터 내렸던 비 때문이었을 것입니다. 행사에 참가하실 어르신들이 오시기에 행여 불편하지는 않으실는지? 그래서 많은 분을 뵙지 못하게 되면 어쩌나 하는 생각에 마음을 졸였습니다.

그러나 걱정도 잠시, 행사 장소에 도착하자 이미 와서 기다리고 계시던 어르신들께서 저희를 반갑게 맞이해 주셨습니다. 제천에 먼저 도착한 세명대학교 자원봉사자 학생들도 이미 삼삼오오 자리를 잡고 어르신들과 함께 담소를 나누고 있었습니다.

이튿날인 17일(일)에는 하루 전과는 180도 다른 날씨가 펼쳐졌습니다. 햇볕이 쨍쨍하게 내리쬐여서 어르신들께서 선글라스를 쓰시기에 딱 좋은 날씨였습니다. 변덕스러운 장마철 날씨에도 모든 의료진과 자원봉사자 그리고 재단 직원들은 오로지 어르신들의 눈 건강을 위해 즐거운 마음으로 봉사하였습니다.

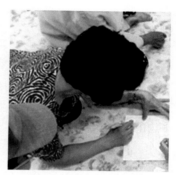

설문 조사로 시작하는 끼송 프로젝트

'야외에선, 선글라스를 끼세용!' 사업은 이렇게 진행됩니다. 먼저 농업 종사자 어르신들을 대상으로 '선글라스'와 '눈 건강'에 관련된 설문 조사를 진행합니다. 어르신들이 알고 계신 눈 건강에 대한 인식을 조사하는 것이지요. 설문 조사 후 곧바로 안과 검진을 해 드리고 이어서 눈 건강의 중요성에 대한 교육을 합니다. 마지막으로 어르신들의 눈을 더욱 건강하게 보호하기 위해서 특별히 맞춤 제작한 선글라스를 나눠 드리게 됩니다.

이 선글라스를 받으신 어르신들은 농사일을 하실 때는 물론이고 옆집에 마실을 가실 때나 멀리 여행을 가실 때도 선글라스를 쓰십니다. 그래야 자외선으로부터 어르신들의 눈 건강을 지킬 수 있습니다.

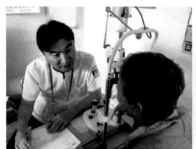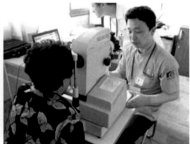

정성을 다해 어르신들의 안과 검진을 맡아주신 의료진

이번 검진은 안과 병원을 가기 위해 먼 도시까지 나가야 하는 어르신들을 위해 고가의 장비들을 서울에서부터 싣고 왔습니다.

검진은 어르신들을 1:1로 만나 병력을 청취하고 시력을 측정한 뒤 세극등 검사를 실시합니다. 세극등 검사는 정밀 현미경 검사로 눈의 전반적인 상태를 점검하게 됩니다.

이 검사에서 어르신들이 앓고 있는 안과 질환과 수술 후 현재 상태 등을 알아볼 수 있습니다. 이어서 안저 사진을 찍어 의료진이 검사하고 판독하는 순서로 진행됩니다.

13명의 의료진은 200여 명의 어르신을 한 분도 빠뜨리지 않고 꼼꼼하게 검진해 주시고 곧바로 판독이 가능한 사항은 그 자리에서 친절하게 설명해 주셨습니다.

귀가 어두우셔서 당신의 이름을 잘 알아듣지 못한 어르신에게도, 글을 모르셔서 시력 검사판에 있는 숫자를 읽지 못하시는 어르신에게도 웃는 모습으로 최선을 다하는 모습에 감동이 넘쳐났습니다.

이런 즐거운 날에 노래와 춤이 빠질 수 없죠! 흥이 많으신 우리 어르신들을 위해 세명대학교 자원봉사단 친구들이 직접 나섰습니다. 대기 시간 동안의 지루함을 날려줄 레크리에이션 시간과 어르신들과 함께 가위바위보 게임으로 분위기를 살리고, 어르신들이 늘 건강하셨으면 하는 마음에서 준비한 치매 예방 체조를 함께했습니다.

손가락을 접었다 폈다, 주먹을 쥐었다 폈다, 박수도 치고 양손으로 달팽이도 만들어 보며 가볍게 몸을 풀었습니다. 그리고 어르신들이 가장 좋아하신다는 노래자랑 순서를 마련했습니다. 인기 트로트 노래로 어르신들이 갖고 계신 흥을 유감없이 보여 주시며 유쾌한 시간을 보냈답니다.

교육 전, KBS강태원복지재단의 김영철 사무국장님께서 재단에 대해 간단히 소개하여 드렸으며, 〈2016 아름다운 선택〉 애니메이션을 보면서 나눔 정신에 대해서 알아보는 시간을 가졌습니다.

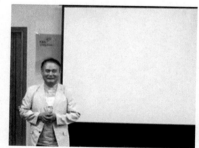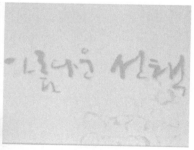

KBS강태원복지재단의 김영철 사무국장님

검진과 레크리에이션 시간이 마무리되고 이어서 안과 교육이 진행됐습니다.

이어서 눈사랑운동본부의 주축이신 가톨릭대학교 여의도성모병원 안과 문정일 교수님의 눈 건강 강의가 시작됐습니다. 자외선이 눈에 미치는 영향에 대해 30분가량 강의가 진행됐습니다.

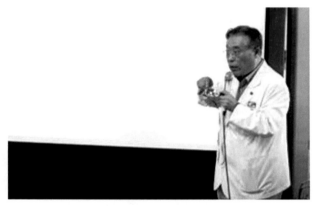

자외선이 눈에 미치는 영향을 교육하시는 문정일 교수님

장시간 동안 자외선에 눈이 노출되는 경우 눈 속의 세포들이 위협을 받게 된다는 게 강의의 핵심이었습니다. 각막과 결막에 발생하는 염증, 익상편, 백내장, 황반변성 등 자외선으로 인해 발병되는 안과 질병에 대해 자세히 설명해 주시고, 이를 보호하기 위해서는 선글라스를 착용하는 것이 가장 중요하다는 의견을 덧붙이셨습니다. 선글라스는 눈이 안 보일 정도로 너무 짙은 색은 피하고 색의 농도가 70~80% 정도, 단색으로 색이 고르게 분포되어 있는 것을 추천해 주셨습니다.

문정일 교수님은 이번 사업을 위해 특수 제작한 아이보라 선글라스에 관해서도 설명해 주셨습니다. 선글라스는 문정일 안과 교수님과 아이보라가 장시간 고민 끝에 탄생시킨 농촌 어르신들을 위한 맞춤형 선글라스로 높은 자외선 차단율을 갖추고 있으며, 활동성이 편리한 고글형(안경 위에도 착용 가능)이라는 점이 특징입니다. 이외에도 어르신들의 편리를 위해 끈을 부착한 선글라스의 특징 등을 안내해 주셨습니다.

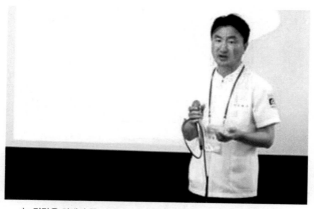

눈 건강을 위해서 꼭 선글라스를 착용할 것을 강조하시는 정충기 원장님

드림성모안과 정충기 원장님께서 "어르신들이 눈 건강을 위해서 꼭 선글라스를 잘 착용하시고 내년에 건강한 눈 상태로 다시 만나 뵈었으면 합니다."라는 말씀을 전해 주셨습니다.

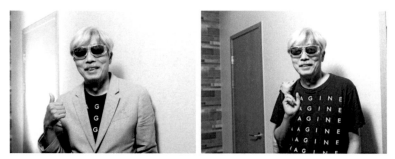
눈사랑운동본부 홍보대사 배철수 위원님

　강의 말미에는 라디오 DJ로 활동하고 계신 배철수 위원님이 보내
주신 영상 메시지를 보았습니다. 배철수 위원님은 아이보라에서 제
작한 선글라스를 직접 끼시고 "어르신들께서 야외에서는 항상 선
글라스를 끼시고 노후를 건강하게 보내시길 바란다."라며 끼송 운
동을 응원하는 말씀을 해 주셨습니다.

　위원님 말씀이 끝나고 드디어 선글라스를 전달해 드렸습니다.

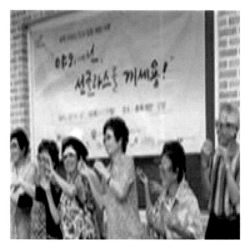
'야외에선, 선글라스를 끼세용!-'눈 사랑해요' 포즈

어르신들은 난생처음 보는 선글라스의 모양에 조금 당황하시는 듯했지만, 곧 선글라스를 멋들어지게 착용하시고는 카메라 앞에서 포즈를 취해 주셨습니다. 한 어르신께서는 "이 먼 시골까지 와서 눈 검사도 해 주고 멋있는 선글라스까지 주어서 내 마음이 너무 고 맙다."라며 손을 꼭 잡아 주셨습니다. 어르신들을 위해 만든 선글 라스를 쓰시고 기뻐하시는 모습을 보니, 그간 준비 기간부터 사업 을 진행하는 날까지 고생했던 일들이 눈 녹듯 사라지고 마음이 다 편안해졌답니다.

눈사랑운동본부와 KBS강태원복지재단이 충북 제천과 단양에서 이틀간 진행한 '야외에선, 선글라스를 끼세용!' 사업은 이렇게 마무 리되었습니다. 이날 함께해 주신 어르신들 모두 늘 건강하시고, 선 글라스를 꼭 착용하셔서 더욱 건강해진 눈으로 다시 만날 수 있게 되길 진심으로 소망합니다.

이번 사업을 위해 가톨릭대학교 여의도성모병원 안과와 드림성모 안과의 의료진으로 구성된 눈사랑운동본부, 아이보라, 끼쏭 운동 의 원만한 진행을 위해 세심하게 애써주신 KBS강태원복지재단 직 원들, 자원봉사자, 세명대학교 자원봉사단, 어르신들의 밝은 세상 을 위해 따뜻한 나눔을 실천해 주신 모든 분께 머리 숙여 감사드립 니다.

♠ 2017년 '야외에선, 선글라스를 끼세용!'

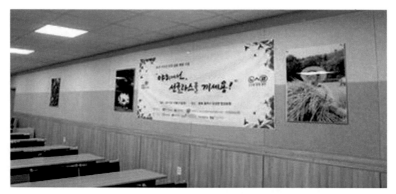

농촌 어르신의 눈 건강 챙기기를 시작하는 끼송

흔히 태양 빛이 강하게 내리쬐고 태양 고도가 가장 높은 5~8월
은 자외선이 매우 강해 갖가지 피부 손상의 원인이 되는 건 잘 알
고 계실 겁니다. 그런데 태양의 고도가 높을수록 윗눈썹과 눈꺼풀
이 효과적인 그늘을 만들기 때문에 자외선이 직접 눈으로 들어가
는 것을 막아 준다고도 합니다. 그러나 9월 이후에는 태양 고도가
낮아지면서 우리가 주로 바라보는 수평선 높이와 가까워져 눈으로
직접 조사되는 자외선은 증가하게 됩니다. 또한, 가을은 봄보다 황
사나 미세먼지가 적고, 특히 10월은 1년 중 맑은 날이 가장 많아
보호 안경을 착용해야 자외선으로부터 눈 건강을 지킬 수 있다고
합니다.

농작물이 무르익고 벼가 고개를 숙이는 결실의 계절 가을, 농업

종사자 어르신들은 일 년 중 가장 바쁜 시간을 보내고 계십니다. 땀 흘려 키운 농작물을 어서 거두어 우리의 밥상으로 전달하기 위해 노력하고 계신데요. 하지만 자신의 건강, 특히 '눈 건강'에는 소홀하신 농업인 어르신들이 많습니다.

어르신들이 밭일을 가장 많이 하는 10월이 눈 건강에는 가장 위험한 달이 될 수도 있습니다. 그래서 우리의 먹을거리를 책임져 주시는 농업인 어르신들이 눈을 아끼고 보호하실 수 있도록 눈사랑운동본부와 KBS강태원복지재단이 손을 맞잡았습니다.

2016년에 이어 10월 21일(토) 충북 충주시 앙성면에서 농촌 어르신을 대상으로 안과 질환 예방 사업인 2017년 '야외에선, 선글라스를 끼세용!' 사업이 열렸습니다.

지난해 7월과 마찬가지로 가톨릭대학교 여의도성모병원과 드림성모안과 의료진으로 구성된 '눈사랑운동본부'와 KBS강태원복지재단이 협력하여 충주시 앙성면에 거주하시는 60세 이상 150여 명의 농업인 어르신들에게 안과 검진과 교육을 통해 눈 건강의 중요성을 알려 드리고 농사일에 사용하기 적합한 맞춤형 선글라스를 전해드렸습니다.

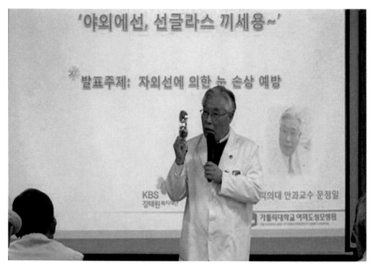

어르신들에게 드릴 선글라스를 소개하는 문정일 교수님

이번 '야외에선, 선글라스를 끼세용!' 사업에서는 2016년보다 조금 특별한 것이 있었습니다. 바로 어르신들께 전달될 선글라스의 변화인데요. 문정일 교수님과 선글라스 제작 및 보급을 담당하는 아이보라가 1년여 동안 협업한 끝에 새롭게 만든 선글라스입니다. 지난해 나눠 드린 선글라스를 사용하신 충북 제천과 단양 지역의 어르신들을 직접 만나서 피드백을 받아 보고 개선한 이번 선글라스는 높은 자외선 차단율은 물론, 농촌 어르신들이 밭일을 할 때 쓰기 더욱 편하도록 더욱 가볍고 유연한 재질을 사용해 제작됐습니다. 또한, 채광창을 보완하여 밝은 시야를 유지하도록 하고, 선글라스 다리에 고무 재질의 끈을 부착하는 등 어르신들의 눈 건강을 위해 다방면으로 고심한 부분이 엿보입니다.

'야외에선, 선글라스를 끼세용!' 사업은 농업인 어르신들을 대상으로 '선글라스'와 '눈 건강'에 관련된 설문 조사부터 시작됩니다. 평소 어르신들께서 눈 건강을 지키기 위해 어떤 노력을 기울이는지, 선글라스를 사용하시는지와 같은 눈 건강에 대한 인식을 조사합니다. 설문 조사 후에는 안과 검진을 해 드리고 이어서 자외선에 의한 눈 손상 예방에 대한 교육을 실시하게 됩니다. 마지막으로 선글라스를 나눠 드리고 꼭 착용하실 수 있도록 안내합니다.

아이보라 선글라스는 앞으로도 어르신들의 가장 편안한 '눈 지킴이'가 되어 농사일뿐만 아니라 이웃들과 야외에서 즐거운 시간을 보내거나 여행을 떠날 때 필요한 필수품이 될 것입니다.

어르신들의 인식을 알아보기 위한 설문 조사는 작년에 이어 세명대 자원봉사단이 참여했습니다. 5명의 자원봉사 학생이 적극적으로 어르신들과 소통하고, 불편하지 않으시도록 또박또박 질문을 건넸습니다. 150여 명의 어르신에게 같은 질문을 드리는 것이 쉽지 않았을 텐데 끝까지 미소를 잃지 않는 모습이 참 보기 좋았습니다.

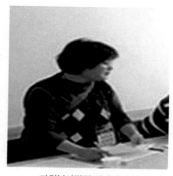

자원봉사단장 임마리아 님

한 봉사자는 "생각보다 많은 어르신이 선글라스의 중요성을 알고는 계시지만, 쓰지 않으시는 것 같아 안타까워요. 이번에 받으신 선글라스를 꼭 쓰셔서 눈 건강을 지키셨으면 좋겠어요."라는 소감을 전했습니다.

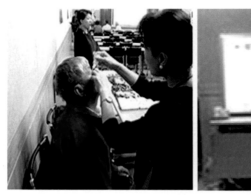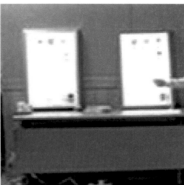

본격적인 안과 검진의 시작, 시력 검사와 문진

설문 조사가 끝나면 본격적인 안과 검진이 진행됩니다. 시력 검사를 시작으로 평소 생활 습관과 병력 등을 알아보는 문진이 진행됐습니다. 시력 검사와 문진은 어르신을 1:1로 만나서 불편한 곳이 있는지 체크하고, 이어지는 세극등 검사와 안저 사진 촬영 시 자세히 봐야 할 곳이 어딘지 알아보는 중요한 순서입니다.

이어서 빛을 사용해 각막과 수정체의 전반적인 상태를 조사하는 '세극등 검사'와 안저의 변성, 외상, 선천성 이상, 종양 등을 상세히 알 수 있는 '안저 사진' 촬영이 진행됐습니다. 이 검사들을 통해 어르신들이 앓고 계신 질환과 수술 예후 그리고 황반변성과 익상편 여부 등을 정밀하게 검진할 수 있습니다.

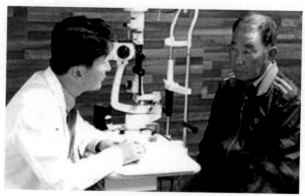

전문적인 안과 정밀 검진 시행

의료진은 어르신 한 분, 한 분과 눈을 맞추고 꼼꼼하게 검진해 주신 것은 물론이고 사진 판독 후 앞으로 주의해야 할 사항들에 대해서도 충분하게 설명해 주셨습니다. 시력 검사부터 문진, 각종 검사에 이르기까지 어르신들이 불편하실까 걱정하며 다정하게 어르신들을 챙기는 모습과 헌신적인 진료가 감동적이었습니다.

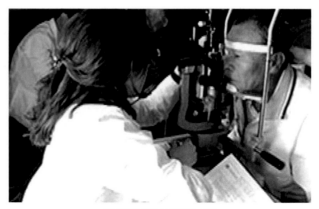

전문적인 안과 정밀 검진 시행

의료진의 마음이 전달된 것인지 어르신들도 의료진의 이야기에 귀 기울이시고, 앞으로는 굳어진 생활 습관을 꼭 바꿔 보겠다고 다짐하시는 분도 계셨습니다.

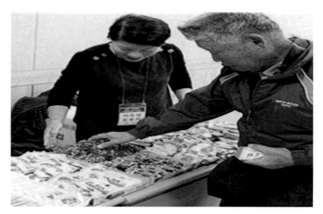

맛있는 간식도 준비했습니다

검진을 마친 후에는 문정일 교수님의 '100세 눈 건강을 위한 눈 사랑 프로젝트'를 통해서 자외선에 의한 눈 손상 예방 교육이 진행됐습니다. 자외선으로 인해 손상되는 우리의 눈과 안과 질병에 대해 소개하고, 무엇보다 예방이 가장 중요하다는 것이 교육의 핵심이었습니다.

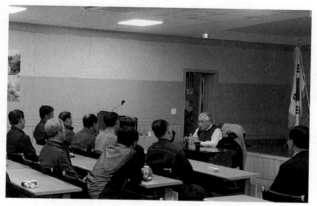

자외선에 의한 눈 손상 예방 교육을 하시는 문정일 교수님

어르신들의 눈에 가장 많이 발생하는 염증과 익상편, 백내장, 녹내장 그리고 황반변성 등 자외선으로 인해 발병되는 안과 질병에 대해 자세하게 설명해 주시고, 이를 보호하기 위해서는 선글라스를 착용하는 것이 가장 중요하다는 의견을 덧붙였습니다.

특히 멋모르고 자외선 차단 지수가 낮은 선글라스를 쓸 경우에는 오히려 눈동자가 확장되고 그로 인해 더 많은 자외선이 눈에 들어오게 돼 망막을 더욱 손상시킨다고 합니다. 따라서 자외선 차단율이 높은 제대로 제작된 선글라스를 선택해서 착용해야만 눈 건강을 지킬 수 있다고 거듭 강조했습니다.

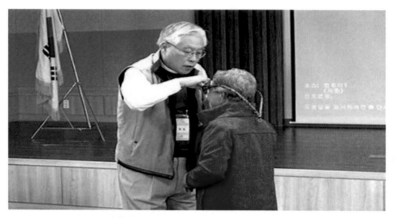

저희가 드리는 선글라스는 이렇게 쓰시면 됩니다
-백문이 불여일견! 어르신들을 위해 특수 제작된 아이보라 선글라스

어르신들이 궁금해하시는 눈에 대한 질의응답도 함께 진행됐습니다. 근시와 노안의 차이가 무엇인지, 돋보기안경은 언제부터 써야 하는지와 같이 생활 밀착형 질문과 답변으로 교육이 풍성해졌습니다.

선글라스를 직접 써 보는 시간도 가졌습니다. 남녀를 가리지 않고 일반 안경을 쓰시는 분이나 안 쓰시는 분이냐에 상관없이 누구나 편안하게 쓸 수 있는 고글형 아이보라 선글라스를 선보이자 어르신들의 얼굴에 미소가 피어올랐습니다. 교육을 받는 동안 눈 건강을 되돌아보며 잠시 걱정에 잠기신 듯했던 한 어르신도 선글라스를 접하자 "이렇게 튼튼하고 예쁘게 만들어 줘서 이제 밭일할 때 이거 쓰고 눈 다칠 일 없겠네~"라며 즐거워하셨답니다.

의료진으로 함께한 드림성모안과의 정충기 원장님은 "진료할 때도 계속 말씀드렸지만, 선글라스를 쓰는 것만으로도 충분히 눈 보호가 된다는 걸 꼭 잊지 말아 주시고, 어르신들 모두 건강한 눈으로 오래오래 더 잘 지내셨으면 좋겠습니다."라는 말씀을 전해 주셨습니다.

이번 사업의 가장 중요한 핵심은 어르신들에게 그저 선글라스를 드리는 것만이 아니라, 어르신들께서 앞으로 건강한 눈을 지키고 하시는 생업에 최선을 다하며 더 나아가 건강한 사회 구성원으로서 우리 곁을 지켜 주시길 바라는 마음이 담겨 있습니다. 그 마음으로 눈사랑운동본부, KBS강태원복지재단, 아이보라를 비롯한 세명대 자원봉사단 모두 이번 사업에 열정을 담았고, 어르신들에게도 전달되었으리라 믿습니다.

처음 '야외에선, 선글라스를 끼세용!' 사업을 시작할 때만 해도 '선글라스를 쓰자고 외치는 이 캠페인이 과연 얼마나 영향력을 미칠 수 있을까?' 하는 의문점이 있었습니다. 그러나 여러 차례 회의와 검토를 하고, 직접 어르신들을 만나 뵈면서 이 사업이 가진 힘과 중요성을 깨닫게 됐습니다. 실제로 '야외에선, 선글라스를 끼세용!' 사업과 캠페인을 통해 일부 골프장에서는 코스 매니저(캐디)가 선글라스를 쓰고 라운딩을 할 수 있도록 권고하는 등 사회 전반에서 변화들이 일어나고 있다는 이야기를 접할 수 있었습니다.

우리 국민 모두가 일상에서도 선글라스를 착용해 건강한 눈을 가지게 되길 바라며, 이번 사업에 도움을 주신 눈사랑운동본부, KBS강태원복지재단, 아이보라 그리고 세명대학교 자원봉사단에게 진심으로 감사드립니다. 또한, 이번 사업의 원활한 진행을 위해 현지에서 수고해 주신 농협 관계자분들에게도 감사의 말씀을 전합니다.

강산이 변해도 변함없는
아이보라(EYEBORA)의 눈 사랑

아이보라(EYEBORA)에서는 2016년 '야외에선, 선글라스를 끼세용(끼송: KKISONG)!' 사업 이후 변함없이 현재까지도 매년 해당 지역을 방문하여 실태 조사와 개선 사항을 적극적으로 수렴하여 맞춤형 선글라스 보급을 위한 길을 걸어왔습니다. 전 국민을 위한 밝은 세상을 만들어 가는 데 열정을 다하도록 하겠습니다.

아이보라(EYEBORA)의 변함없는 눈 사랑

♠ 그 1년간의 눈 사랑

2016년 7월 16일부터 17일까지 양일간, '야외에선, 선글라스를 끼세용!' 범국민 운동 첫 돌을 맞이하여 지난해 보급한 맞춤형 선글라스에 대한 현지 실태 조사를 위하여 2017년 7월 22일(일) 이른 아침부터 부지런히 첫 방문지인 충북 단양으로 출발하였습니다. 직원들은 어르신들의 건강은 좋으신지, 잘 계신지 궁금한 마음에 빨리 뵙고 싶다는 마음만 가득했습니다.

원활한 방문 행사를 위해서 사전에 단양군 가곡면 이장님, 제천시 봉양읍 이장님과 사전협의 후 사용 후기에 대한 자료를 사전에 보내드렸습니다. 실제로 방문하여 다양한 의견을 청취하고 이를 더 좋은 선글라스를 만들어 가는 소중한 자료로 활용하고자 하는 욕망이 있습니다.

2016년에도 이장님들께서 우천 시에도 행사가 원활하게 진행될 수 있도록 적극적으로 도와주신 기억이 지금도 생생합니다. 참 아름다운 봉사가 아닌가 싶었습니다. 지금도 변함없이 밝은 목소리로 흔쾌히 도움을 주신다는 말씀에 마치 고향의 부모님을 만나는 듯한 설렘과 흥분으로 이동했습니다. 가는 동안 도로 주변에서 농사일에 종사하시는 농업인들을 보면서 한층 더 좋은 선글라스를 모든 분께 보급하는 그 날을 생각하는 시간을 가져봅니다. 단양과 제천 어르신들을 빨리 뵙고 많은 이야기를 나누고 싶은 마음에 길을 재촉하게 되었습니다.

단양군 가곡면에 10시 20분경에 도착했습니다. 반갑게 반겨주시는 이장님과 지역 어르신들의 밝은 웃음과 내밀어 주시는 손길에 아침 일찍 서두른 것에 보람을 갖게 되고 피곤마저도 사르르 녹아버렸습니다. 이장님과 어르신을 모시고 1년간의 선글라스 착용 실태에 대하여 말씀을 나누었는데, 이는 선글라스의 작은 인식 변화를 알게 되는 소중한 시간이었습니다. 이장님과 사전 협의하에 보완 및 개선에 활용하기 위하여 동영상 촬영을 하였으며 그 자료는 농업인 선글라스의 개선에 적극적으로 활용하였습니다.

사용 후기에 대한 여러 가지 말씀을 들은 후 관리 및 사용 요령에 대하여 말씀드렸습니다. 야외 활동 시 농사일하실 때 자외선은 물론이고 먼지, 바람, 돌 튀는 것, 나뭇가지 등으로부터 눈을 보호하기 위해서는 선글라스를 반드시 착용하실 것을 다시 한번 당부드렸습니다.

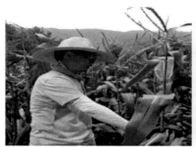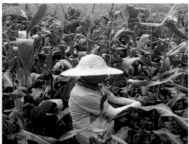

단양 이장님의 '옥수수 수확은 이렇게!'

어르신들은 선글라스가 너무나 좋다고 하시며 좋은 것을 계속해서 보급해달라고 하셨습니다. 상기된 모습으로 그렇게 말씀하시는 모습을 보면서 선글라스 착용의 변화에 대응하기 위해서는 맞춤형 선글라스를 지속해서 연구·개발하여 보급하겠다고 말씀을 드리면서 가곡면 이장님과 어르신과의 소중하고 짧은 만남을 마무리하였습니다.

2016년에 비가 많이 오는 중에도 적극적으로 도와주신 제천시 봉양읍 이장님 댁에 오후 2시 30분경에 도착해 이장님과 사모님을 모시고 지난 1년간의 어르신들의 착용 실태, 착용 효과, 불편하신 점, 보관 및 관리 실태에 대하여 말씀을 나누는 소중한 시간을 가졌습니다. 사용 후기에 대하여 이야기를 나눈 후 관리 및 사용 요령에 대하여 말씀을 드렸습니다.

방문 당시 이장님께서는 장마철에 마을을 돌아다니시며 논과 밭을 관리하시느라 분주하셨습니다. 특히, 어르신들의 자택을 방문하시면서 관리하시느라 몸살감기를 앓는 와중에도 여러 가지 좋은 말씀을 많이 해 주셨습니다. 너무나 따뜻한 말씀에 앞으로도 봉사하는 마음을 잊지 않고 지속해서 방문하여 농업인분들의 눈 보호와 눈 건강을 위한 길에 변함없이 노력할 것을 약속드렸습니다.

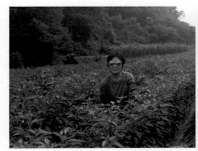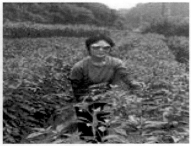

봉양 이장님 사모님의 '고추 수확은 이렇게'

작년에 '야외에선, 선글라스를 끼세용!' 범국민 운동 당시에 뵙고 1년 만에 찾아뵙는데도 불구하고, 이장님과 어르신분들께서 바쁘시고 몸살감기에 걸린 와중에도 소중한 시간을 내어 주셨습니다. 다양한 의견과 발전 방향에 대하여 말씀하여 주신 의견은 한층 더 발전하라는 말씀으로 알아들었습니다. 이분들의 말씀을 통해 초심을 잊지 않고 농업인을 위해서 무엇을 해야 하는지 방향을 다시 설정할 수 있었으며 맞춤형 선글라스의 연구·개발에 끊임없는 노력을 다하겠다는 말씀을 드렸습니다. 아직은 선글라스가 사치품이고 남을 의식해야 하는 불편함의 대상이지만, 농사일에 필요한 필수품으로 자리를 잡기 위해서는 끊임없는 만남을 통해서 해결해 나가야 합니다. 자외선과 먼지, 돌 튀는 것, 나뭇가지 등으로부터 소중한 눈을 지키기 위해서 선글라스 착용은 필수라는 인식 개선이 시급한 실정입니다.

이처럼 '야외에선, 선글라스를 끼세용(끼숑: KKISONG)!' 범국민 운동 첫 돌을 맞이하여 충북 단양, 제천 봉양을 다시 방문해서 소중한 만남을 가졌습니다. 이는 선글라스의 변화를 위한 첫걸음으로 일회성으로 끝나는 것이 아니라 앞으로도 지속해서 방문하여 더 많은 분과 이야기를 나누면서 농업인 선글라스의 정착과 농업인분들의 눈 사랑, 눈 보호와 눈 건강으로 밝은 세상을 만들어 드리자는 변함없는 노력과 열정을 갖게 되는 소중하고 보람된 방문이었습니다.

이날 함께해 주신 어르신과 이장님 모두 늘 건강하시고, 선글라스를 꼭 착용하셔서 더욱더 건강해진 눈으로 다시 만날 수 있게 되길 진심으로 소망합니다. 끝까지 함께하여 주신 단양 가곡면 이장님과 제천 봉양 이장님께 다시 한번 감사하다는 말씀을 드립니다.

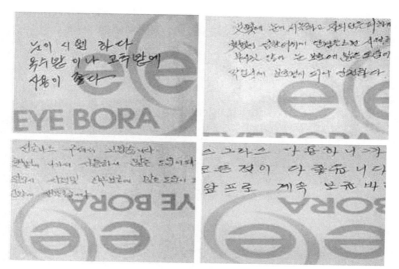

설문 조사 내용

　설문지의 내용 중 공통적인 내용은 제외했습니다. 눈이 시원하고 옥수수밭이나 고추 수확 시에 사용하기 좋으며, 햇볕으로부터 자외선을 차단하여 주고 착용하면 시원하다고 하십니다.

♠ 2년이 지나도 변함없는 눈 사랑-어르신께 밝은 세상을

　'야외에선, 선글라스를 끼세용(끼송: KKISONG)!' 범국민 운동 두 돌을 맞이하여 2016년 7월에 보급한 맞춤형 선글라스에 대한 실태조사를 위해서 2018년 5월 29일(화) 이른 아침에 충북 단양군 가곡면 어르신분들을 뵙기 위해서 출발했습니다. 마음은 벌써 이장님과 인사를 하고 있었습니다.

2017년에는 '야외에선, 선글라스를 끼세용(끼송: KKISONG)!' 첫 범국민 운동 이후로 1년간의 눈 사랑 운동 결과를 보았습니다. 지역방문 시 이장님들께서 선글라스 착용에 대하여 여러 가지 소중한 말씀과 의견을 주셨습니다. 금년에도 변함없이 선글라스는 우리의 눈 보호와 눈 건강을 지켜내는 필수품으로 착용하기에 불편하거나 다른 사람의 눈치를 보아야 하는 대상에서 벗어나 농사일에 꼭 필요한 것으로 조기에 정착할 수 있도록 적극적으로 의논할 예정입니다.

단양군 가곡면에 10시 10분경에 도착하여 반갑게 반겨주시는 이장님과 지역 어르신들을 만났습니다. 밝은 웃음과 함께 내밀어 주시는 손길에서 아침 일찍 서두른 것에 보람을 갖게 되었습니다.

마침 오늘은 지역 전기 안전점검 및 이발 봉사일이라 많은 지역 주민분을 만날 수 있었습니다. 면장님과의 만남은 우연히 이루어졌고 "수고가 많으시다. 좋은 아이디어다."라는 말씀을 들을 수 있었습니다. 다른 사람에게 칭찬을 받는다는 것은 매우 좋은 일입니다. 다시 한번 방문의 중요성을 생각하게 되었고, 농업인을 위해서 더 열심히 노력하겠다고 다짐하였습니다. 2016년 '야외에선, 선글라스를 끼세용(끼송: KKISONG)!' 범국민 운동 시에 뵈었던 어르신 몇 분을 다시 뵈니 너무나 반가웠습니다.

단양 가곡면에 새로 부임한 이장님께서도 그동안 농사일을 하시면서 눈 보호 및 눈 건강에 대하여 따로 생각해 본 적은 없으나 선글라스 보급으로 눈 건강에 대한 자신감과 오복에 대한 복을 주신 데 대하여 감사해하셨습니다. 또한, 앞으로도 좋은 범국민 운동이 전국으로 확산되기를 바라고 2년이 지난 지금도 잊지 않고 찾아주신 것에 대하여 고맙고 감사하다고 하시며 밝게 웃으셨습니다. 그 모습을 바라보면서 농업인 선글라스 착용은 비록 쉬운 일은 아니지만, 정착을 위해서 이제 시작이라는 생각으로 열정을 다할 것을 다짐하여 봅니다.

이장님께서는 2016년 7월 KBS 〈9시 뉴스〉, 〈뉴스광장〉, 〈뉴스데스크〉, 〈6시 내고향〉, 〈5분 건강 톡톡〉, 〈WORLD 뉴스〉의 자료를 보시면서 우리 지역에 이러한 큰 혜택을 준 것을 감사하고, 자료의 어르신들을 보시면서 매우 감사하고 고맙다고 말씀하셨습니다.

멋진 이장님께서는 지역의 발전뿐만 아니라 특화 사업을 추진하여 마을 분들에게 경제적인 혜택도 드린다고 합니다. 열정적이시고 긍정적이며 늘 밝은 이장님, 파이팅하세요.

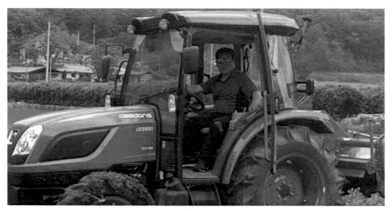

단양 가곡면 이장님. 트랙터 운행 시에도 멋지게 선글라스 착용!

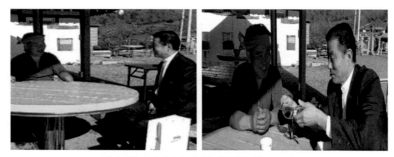

단양 가곡면 이장님과 신제품 이야기를 나누는 모습

　'2년간의 눈 사랑 어르신에게 희망을' 현장 방문을 통하여 어르신의 눈 보호와 눈 건강을 위한 사업은 이제 시작이며, 다양한 디자인으로 농업인과 국민을 위한 맞춤형 선글라스를 보급하여 자외선, 먼지, 바람, 돌 튀는 것, 나뭇가지 등으로부터 눈을 보호하고 눈 건강으로 밝은 세상을 만들어 가기로 했습니다. 그 길에 조금이나마 도움이 될 수 있도록 변함없는 열정을 다하겠습니다.

이장님과 어르신분들의 적극적인 도움과 참여로 성공적으로 마칠 수 있었으며 앞으로 농업인 선글라스의 조기 정착을 위한 길에 열정을 다할 것을 약속드리면서 충북 단양 가곡면에서 하루 동안 진행된 '2년간의 눈 사랑 어르신께 희망을' 현장 방문 행사는 성공적으로 마무리되었습니다. 이날 함께해 주신 어르신들 모두 늘 건강하시고, 선글라스를 꼭 착용하셔서 더욱 건강해진 눈으로 다시 만날 수 있게 되길 진심으로 소망하며 행복만 가득하시기를 바랍니다.

♠ 3년이 지나도 변함없는 눈 사랑

저도 이 운동을 진행한 지 어느덧 3년 차로 이제는 지역 이장님과 어르신, 농업인분들과 서로 얼굴도 알아볼 수 있는 친숙한 관계가 되었습니다. 몇 년 전만 해도 인사만 겨우 나누고 선글라스 보급 후에는 바로 헤어져야 하던 관계에서 이제는 일상 이야기와 선글라스 착용과 인식의 개선에 대하여 편안하게 이야기를 나눌 수 있는 소중한 분들이 되었습니다. 매년 방문 때마다 설레고 행복하고 기분이 좋은 것은 이분들에 대한 존경과 사랑 때문일 겁니다.

2018년 11월 4일(일). 단양군 가곡면을 방문하기 위해서 준비 및 이동을 하면서 이렇게 부담이 없을 수 있나 하는 생각에 참으로 기분이 이상했습니다. 너무나 부담이 없고 반가운 친가에 가는 기분, 이런 좋은 마음은 오랜만에 느껴 봅니다. 좋은 분들을 만난다는 것은 늘 설레고 마음까지도 행복한 것입니다. 또한, 나눔과 봉사를 위해서 가는 길은 더욱더 행복할 수밖에 없지요. 농업인분들과 국민 모두에게 밝은 세상을 만들어 드린다는 것. 이보다 더 큰 행복한 일이 어디에 있겠습니까. 눈 사랑은 계속됩니다.

지난해 방문 시에는 착용 실태, 개선 방향, 보완 사항, 건의 사항 등을 집중적으로 논의하는 시간을 가졌다면, 오늘은 자연스럽게 최적의 선글라스를 만들어 가는 부분에 많은 시간을 할애했습니다. 실용적이면서 멋도 낼 수 있는 선글라스를 개발하는 부분에 대하여 다양한 의견을 나누면서 눈 사랑의 희망을 가져 보게 되는 소중한 시간이었습니다.

앞으로도 선글라스가 농업인에게 정착하기 위해서는 많은 과제가 남아 있는 것이 사실입니다. 과제를 풀어가기 위해서는 선글라스의 보급에만 신경을 쓸 것이 아니라 정책적인 방안은 없는지, 보급의 단일화 방안은 없는지 고민하고 대책을 마련해야 할 때입니다. 농업인분들께서 야외에서 활동하시는 시간은 도시인의 2배가 넘는다고 합니다.

이를 예방하기 위해서는 선글라스의 착용이 필수입니다. 자외선으로부터 뿐만 아니라 먼지, 바람, 돌 튀는 것, 나뭇가지 등으로부터 소중한 눈을 보호하고 지켜내야 합니다. 이를 위해서는 적극적인 착용과 인식의 개선이 필요하고 지속해서 방문하여 선글라스의 착용과 개선을 위해 노력해야 합니다. 앞으로도 노력은 계속될 것이며 이를 이루기 위해서 열정을 잊지 않도록 하겠습니다.

이장님께서 한 말씀이 생각납니다. 100년 만에 찾아온 무더운 여름이었지만, 아이보라 선글라스를 금년 농사일, 활동에 유익하게 사용하셨다고 하시네요. 참으로 좋은 일입니다. 변함없는 관심과 노력에 감사와 고마운 마음을 전해드렸습니다. 오로지 농업인과 국민의 눈 건강을 위해 앞만 보고 달려가도록 하겠습니다.

노인회장님과 이장님은 해마다 현지를 방문할 때마다 좋은 의견과 격려를 해 주시고 선글라스에 대해서도 남다른 관심을 가지고 계십니다.

신제품을 착용하시고 직접 농기구를 작동하시는 밝은 모습에서 선글라스 착용의 생활화로 눈 건강을 지키시기를 바랍니다.

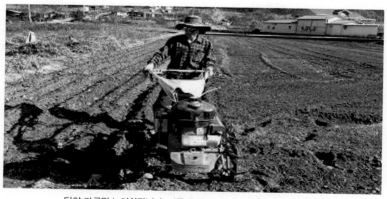

단양 가곡면 노인회장님, 농기구 운행 시에도 멋지게 선글라스 착용!

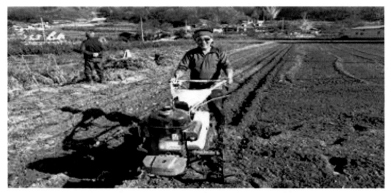
단양 가곡면 이장님, 농기구 운행 시에도 멋지게 선글라스 착용!

농사일하실 때도 효율적으로 선글라스를 착용하시는 밝은 모습에서 지나온 시간에 감사할 뿐입니다. 농업인분들의 착용에 대한 그동안의 평가를 설문지를 통해서 다양한 의견으로 남겨주셨습니다.

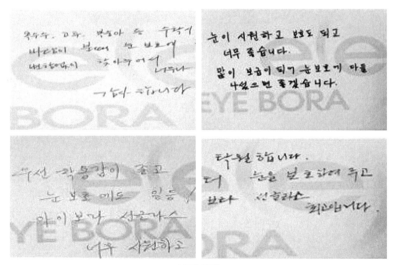
다양한 의견

♠ 2년간 변함없는 눈 사랑-앙성 편

2016년에 진행했던 '야외에선, 선글라스를 끼세용!' 범국민 운동 당시, 뜨거운 햇볕이 내리쬐는 계절에 무더위와 강한 자외선으로 야외에서는 눈조차 뜨기 힘든 요즘 같은 날씨에도 해가 뜨고 질 때까지 바깥에서 우리의 먹을거리를 책임지는 농업인분들이 계신데요. 하지만 자신의 건강, 특히 '눈 건강'에는 소홀하신 농업인들이 많습니다. 그래서 우리 먹을거리를 책임져 주시는 농업인분들이 눈을 아끼고 보호하실 수 있도록 의료진과 봉사자가 직접 지역에 방문하여 눈 건강에 대한 인식 조사, 안과 검진, 자외선에 의한 손상 예방 교육, 선글라스를 나누어 드리는 프로젝트를 진행했습니다.

이후 2017년에 진행했던 '야외에선, 선글라스를 끼세용!' 범국민 운동 2탄을 앙성면 어르신과 농업인을 모시고 앙성 농협에서 진행했습니다. 어느덧 1년이 지나 첫돌을 맞이하여 2018년 11월 4일(일) 충주시 앙성면을 찾아 이장님 10여 명과 만남을 갖고 농업인 선글라스에 관한 다양한 의견 청취와 발전 방향에 관하여 이야기를 나눠 보는 소중한 시간을 가졌습니다.

2017년에 촬영 및 방송되었던 '야외에선, 선글라스를 끼세용!' KBS 〈6시 내고향〉 앙성면 편 방송을 다 같이 보면서 서로 이야기도 나누었습니다. 벌써 1년이 지났다는 이야기와 함께 이웃 주민이 출연한 모습을 보면서 "멋지네.", "잘 어울린다." 등의 칭찬도 아끼지 않았습니다. 그리고 2017년에 와서 봉사하고 난 뒤에 잊지 않고 또다시 방문하여 주신 데 대하여 고맙고 감사하다는 말씀을 하시네요.

이장협의회 회장님께서 한 말씀이 있습니다. 100년 만에 찾아온 무더운 여름에 아이보라 선글라스 덕분에 농사일을 하실 때나 활동할 때 유익하게 사용하고 있다는 말씀에 선글라스가 점차 농사 필수품으로 변화하는 모습을 볼 수 있었습니다. 희망을 가지게 되는 소중한 시간이었습니다. 앞으로도 지속해서 선글라스가 보급되어 농업인 선글라스가 조속히 정착하기를 희망하신다고 하십니다.

이장님 분들과 선글라스의 착용 실태 및 보완 사항에 대하여 자연스럽게 일문일답 시간을 가졌습니다. 모두 선글라스의 착용에 대하여 필요성을 느끼고는 있으나 농사 필수품으로 자리 잡기 위해서는 앞으로도 꾸준한 노력과 적극적인 홍보를 통한 방안이 필요할 것이라 여겨졌습니다.

특히, 선글라스 착용은 실천이 중요합니다. 어르신들의 눈에 가장 많이 발생하는 염증과 익상편, 백내장, 녹내장 그리고 황반변성을 보호하기 위해서는 선글라스를 착용하는 것이 가장 중요하며, 선글라스 착용만으로도 충분히 눈 보호가 된다는 것을 잊지 말아 주시기를 바랍니다.

농사일을 하실 때도 효율적으로 선글라스를 착용하시는 밝은 모습에서 지나온 시간들에 대하여 감사한 마음뿐입니다. 걸음마로 시작했으나 지금은 걸을 수 있고 열심히 뛸 수 있는 원동력은 끊임없이 보내주신 모든 분의 응원에 힘입어 가능한 일이었습니다. 다시 한번 깊이 감사드립니다.

이장님분들께서 단체 사진 촬영과 착용에 대한 그동안의 평가를 설문지로 남기고 계시네요.

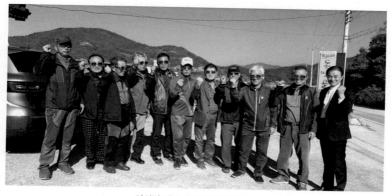

양성면 이장님분들의 멋진 모습

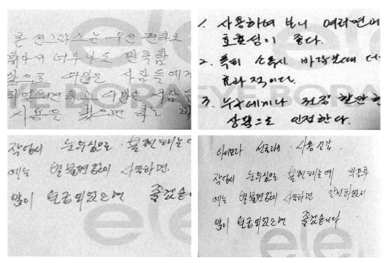

다양한 의견

"우리 모두가 주인입니다."를 알기에, 모두가 만족하는 그 날까지 다양한 디자인으로 우리나라 100세 눈 건강을 위한 길에 아이보라는 우리 모두와 함께하겠습니다.

♠ 변함없는 눈 사랑

2016년 7월에 '야외에선, 선글라스를 끼세용!' 범국민 운동 1탄을 가곡면 주민을 모시고 진행했습니다. 어느덧 4년 차를 맞이하여 2019년 3월 23일(토)에는 단양군 가곡면을 찾아 노인회 회장님, 이 장님분들과 만남을 갖고 농업인 선글라스의 다양한 의견 청취와 발전 방향에 대하여 이야기를 나눠 보는 소중한 시간을 가졌습니다.

선글라스 착용에 대한 인식의 변화는 끼숑의 소중한 변화입니다. 범국민 운동으로 시작한 운동인 만큼, 농업인분들의 선글라스 착용 실태가 변하는 것은 매우 좋은 일입니다. 물론 2016년에 첫발을 내디딜 때만 해도 성공할 수 있을까 걱정을 많이 한 것은 사실입니다.

지역을 매년 방문하여 노인회 회장님, 이장협의회 회장님, 이장님, 어르신분들과 만나면서 발전 방향 및 개선 방향에 대하여 많은 이야기를 나누면서 느낀 점은 선글라스에 대한 인식의 변화입니다. 농업인분들의 눈 건강을 위해서 선글라스 착용은 필수입니다.

자외선뿐만 아니라 먼지, 바람, 돌 튀는 것, 나뭇가지 등으로부터 소중한 눈을 보호하고 지키기 위해서는 선글라스 착용은 필수입니다. 인식이 변화하고 있다는 것은 매우 중요한 일입니다. 앞으로도 선글라스 착용이 생활습관이 될 수 있도록 끊임없는 관심과 실천이 있어야 합니다. 이는 선글라스 끼숑의 근본이자 희망입니다.

끼숑의 변함없는 눈 사랑은 농업인분들의 눈 건강을 지키는 것이며 선글라스의 착용으로 밝은 세상을 만들어 가는 것입니다. 이장님분들과 많은 이야기를 나누면서 변화에 대한 희망을 가져 보는 소중한 시간이었습니다. 늘 바쁘신 농사일에도 시간 내어 주시고 격려하여 주신 것에 감사드립니다.

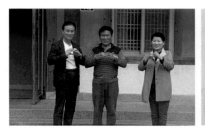

가곡면 이장님과 '눈 사랑'

♠ 단양·제천 4년 차, 앙성 3년 차!

벌써 2019년 10월입니다. '야외에선, 선글라스를 끼세용!' 범국민
운동을 시작한 지 단양·제천이 4년 차이고 충주 앙성면이 3년 차
라고 하니 참으로 많은 세월이 지나면서 많은 변화도 있었습니다.

2016년 7월 단양과 제천을 생각하면 참으로 지금도 마음이 뿌듯
합니다. 제천은 당일 비도 많이 오는 여건 속에서도 이장님, 어르신
분들의 밝은 웃음과 적극적인 참여와 의료진의 열정적인 진료와
봉사자의 친절로 행사가 잘 이루어질 수 있었습니다. 100점 만점에
100점을 드리고 싶습니다. 그때 너무나 수고가 많으셨습니다.

2017년 10월에 충주 앙성면에서 치러진 운동은 농협 2층 강당에
서 진행되었습니다. 이장님분들의 적극적인 봉사와 함께 참여한 기
억들이 지금도 생생합니다. 의료진과 봉사자의 열정은 지금도 변함
없이 100점 만점에 100점 만점을 드립니다. 병원도, 일상도 뒤로하
고 오로지 눈 사랑과 눈 건강을 위해서 솔선수범과 헌신·희생정

신으로 참 봉사에 참가한 그분들이야말로 우리에게는 큰 희망이며 눈 사랑입니다.

그 후 아이보라에서는 변함없이 '야외에선, 선글라스를 끼세용!' 의 근본 취지인 나눔과 봉사를 잊지 않고 이장협의회 회장님, 이장님, 어르신분들을 4년간 계속 찾아뵙고 있습니다. 앞으로도 그분들이 농업에 종사하시면서 건강 관리 잘하시고 행복하시기를 바랄 뿐입니다. 특히, 눈 건강을 위해서는 선글라스 착용은 필수임을 그동안 계속 말씀드렸습니다. 관리 방법을 포함해서 말입니다.

이제는 선글라스는 농사 필수품입니다. 4년이라는 기간을 함께해 오면서 농업인분들의 눈 보호와 눈 건강을 위해서 옳은 길을 걸어왔습니다. 앞으로도 변함없이 밝은 세상을 만들어 간다는 소망으로 힘든 것이 아니라, 너무나 보람되고 올바른 길로 가고 있으며, 작은 소망이 하나하나 이뤄진다는 것에 보람을 가지고 있습니다.

시작은 미흡하지만, 그 결실은 클 것을 알기에 출발한 지 벌써 4년 차가 되면서 많은 시간 동안 이장님과 어르신분들과 다양한 이야기를 나눴습니다. 그러면서 느낀 점은 선글라스 착용의 필요성에 대하여 사람들의 인식이 조금씩 변화하고 있다는 것이었습니다. 우리의 눈 보호와 눈 건강에 대한 관심이 높아지는 것은 끼숑의 근본 취지에 부합하는 일입니다.

관심에서 더 큰 열매를 맺기 위해서 농업인분들 스스로 눈 보호와 눈 건강에 대한 올바른 인식으로 변화해야 합니다. 이는 우리가 더 열심히 그분들을 찾아뵙고 노력할 때 이룰 수 있다고 봅니다. 선글라스가 농사 필수품으로 널리 자리 잡을 때까지 그 이후에도 우리의 만남은 계속될 것입니다. 행복과 기쁨이 가득한 눈 사랑을 실천하겠습니다.

또 다른 과제인 '야외에선, 선글라스를 끼세용!'이 범국민 운동으로 지속해서 변화하고 발전하도록 앞으로도 더 노력할 것입니다. 눈 사랑, 눈 보호와 눈 건강으로 밝은 세상을 만들어 가는 것은 나로부터, 한 분으로부터 시작되어 우리 모두의 관심과 참여가 있어야 이룰 수 있는 소중하고 뜻깊은 작은 실천입니다.

♠ 아이보라가 맺은 열매, 눈 사랑

2020년 6월 12일(금). 아이보라에서는 '야외에선, 선글라스를 끼세용!' 범국민 운동 단양·제천 5년 차, 북충주 농협(구 앙성 농협) 4년 차를 맞이하여 존경하는 소중한 분들을 뵙기 위하여 힘차게 출발하였습니다.

이제는 소중한 분들과의 만남이 일상이 되어버렸습니다.

그냥 뵙고 싶고, 얼굴만 뵈어도 기분이 좋고 즐거운 만남 말입니다. 선글라스와 눈 사랑이 인연을 맺은 지 5년이 지난 지금도 변함없이 찾아뵙고 이야기할 수 있다는 사실에 감사한 마음뿐입니다. 농업인분들의 눈 보호와 눈 건강을 위해서 남이 알아주든 말든 앞만 보고 달려온 시간들을 생각하면 얼마나 보람되고 감사한지 모르겠습니다. 무작정 고맙고 감사드립니다. 전화라도 드리면 늘 기분 좋게 응대하여 주시고 찾아뵈면 밥은 먹었는지 걱정하여 주시고 배려해 주시는 소중하신 분들, 이장협의회 회장님, 이장님, 어르신분들이 계셨기에 가능했던 일입니다. 앞으로도 농업인과 국민 눈 건강을 위한 길을 변함없이 걸어가도록 하겠습니다.

농업인과 국민의 눈 보호와 눈 건강을 위해 지금까지 묵묵히 걸어왔듯이, 앞으로도 선글라스를 열심히 개발하고 연구하여 맞춤형 선글라스 보급에 열정을 잃지 않겠습니다. 그간 많은 변화가 있었던 것은 사실입니다. 자연환경의 변화가 아니라, 선글라스 착용에 대한 인식의 변화입니다. 사치품에서 이제는 그나마 조금씩 멋 내기용 소품이자 필수품으로 인식이 변화하고 있다는 사실을 보니 참으로 다행이다 싶습니다.

이는 그동안 걸어온 길이나 계절과 관계없이, 끊임없이 찾아뵙고 많은 이야기를 나누고 조언해 주신 분들의 말씀이 있었기에 가능한 일이라고 생각합니다.

그것뿐인가요. 또 다른 변화도 있었답니다.

이장님의 머리카락에 새치가 보였는데 지금은 보이지 않아 여쭤니 젊어지고 있다며 미소를 지으시네요.

이장님은 늘 미소가 밝으시고 사랑스러운 마음을 가지셨지요.

늘 싱글벙글한 모습이신데, 소백산의 정기를 받으셔서 그런가 봅니다. 참으로 감사한 분들입니다.

또 하나의 변화도 있었습니다. 2017년 끼송 범국민 운동은 앙성 농협에서 진행했습니다. 그런데 금년에 방문하니 북충주 농협으로 바뀐 것을 확인했습니다. 직원분들 모두 승진과 함께 늘 건강하시기를 진심으로 기원합니다. 아! '선글라스 끼송' 운동도 잊지 말고 꼭 선글라스를 착용하세요.

금년에는 신제품에 대하여 이야기를 나누는 시간과 농사는 잘되는지 등 일상적인 생활을 돌아보는 시간을 가졌습니다.

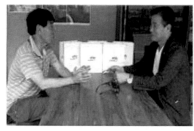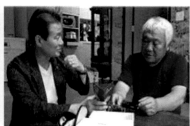

가곡면·봉양 이장님과 만남의 시간

♠ 단양·제천 5년 차! 앙성 4년 차!

벌써 2020년 9월입니다. '야외에선, 선글라스를 끼세용!' 범국민 운동을 시작한 지 단양·제천이 5년 차이고 충주 앙성면이 4년 차라고 하니 그때 봉사의 자리에 참가한 것이 소중한 희망으로 남았다는 사실에 그동안 참았던 행복과 벅찬 감격의 눈 사랑을 외쳐 봅니다.

2016년 7월 단양과 제천을 생각하면 참으로 지금도 마음이 설레곤 합니다. 제천은 비가 많이 내리는 여건 속에서도 이장님과 어르신분들의 적극적인 참여와 의료진의 열정과 헌신적인 진료, 봉사자의 친절이 있어서 잘 진행할 수 있었습니다. 다들 그때 너무나 수고가 많으셨습니다. 지금도 잊을 수 없는 한 편의 멋진 드라마였습니다.

2017년 10월의 범국민 운동은 충주 앙성면 농협 2층 강당에서 진행되었습니다. 이장님분들의 적극적인 봉사와 헌신적으로 참여한 기억들이 지금도 생생합니다. 의료진과 봉사자의 열정과 헌신도 있었습니다. 병원도, 일상도 뒤로하고 오로지 눈 사랑과 눈 건강을 위해서 내디딘 솔선수범의 참 봉사에 참가한 의료진분들이야말로 우리에게는 희망이며 밝은 세상을 만들어 가는 출발점이었습니다.

지나간 시간을 생각하면 모든 것을 내려놓고 참 봉사를 위해서 헌신적으로 희생하신 의료진과 봉사자의 모습이 지금도 생생합니다. 7월의 더위에 비까지 내리는 날씨에 가운이 땀으로 뒤범벅되어도 아랑곳없이 진료에만 전념하시는 의료진을 5년이 지난 지금도 천사라고 부르고 싶습니다. 물론 봉사자도 한몫했지요. 더위와 땀으로 힘든 상황에서도 즐기면서 밝은 웃음으로 다양한 활동을 하신 소중한 분들입니다. 지금도 어디에선가 눈 건강을 위해서 참 봉사를 몸소 실천하고 계실 겁니다.

2016년 '야외에선, 선글라스 끼세용' 범국민 운동의 시작이 있었기에 지금의 작은 변화를 이끌어낼 수 있었습니다. 그날의 솔선수범과 헌신·희생적인 봉사에 힘입어서 지금도 변함없이 눈 사랑을 위해서 현지를 방문할 수 있습니다. 처음 시작할 때는 과연 가능한 일인가 했던 일들이 많은 시간이 지난 지금은 선글라스 착용으로 변화하는 모습으로 나타났습니다. 우리 모두의 참 봉사로 이뤄낸 큰 결실입니다.

근본 취지인 나눔과 봉사를 잊지 않고 이장협의회 회장님, 이장님, 어르신분들을 5년간 변함없이 찾아뵈면서 바라는 것은 오직 하나, 농업에 종사하시면서 건강 관리를 잘하시고 행복하게 지내시는 것입니다. 앞으로도 변함없이 부족함은 없었는지 스스로 냉철히 평가하여 멈추지 않고, 열정을 갖고 지금보다 더 나은 눈 사랑과 눈 건강을 위해서 농업인과 국민을 위한 길을 걸어가도록 하겠습니다.

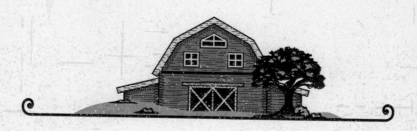

PART III

자외선

우리나라 계절별 자외선량 측정 결과에 따른 우리의 대응
과 자외선, 지구 온난화, 오존층을 알게 되면, 우리의 눈
건강을 지킬 수 있습니다.

제1장
우리나라 계절별 자외선량 측정 결과

♠ 자외선에 대한 우리의 대응

기상청에서는 현재 총 자외선 지수 관측을 위해 15개 지점에서 관측소를 운영하고 있다고 합니다. 계절별 총 자외선 지수 관측값을 살펴보면 다음과 같습니다.

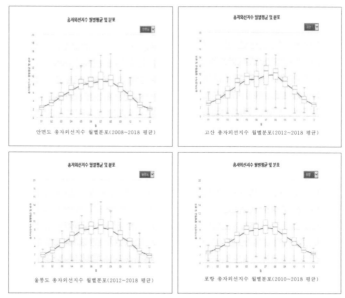

울릉도 총 자외선 지수 월별 분포(2012~2018 평균)/포항 총 자외선 지수 월별 분포(2010~2018 평균)

총 자외선 지수는 자외선이 인체에 유해한 정도를 지수화하여 자외선의 세기를 쉽게 이해하고 대비하기 위한 지수입니다. 총 자외선 지수는 강한 태양 빛으로 인해 여름철(6~8월)에 대체로 높고, 겨울철에는 낮아지는 경향을 보입니다. 또한, 구름에 의해 영향을 받기 때문에 8월에는 변동 폭이 크게 나타납니다.

총 자외선 지수 월별 평균 및 분포도를 살펴보면 1년 내내 자외선이 발생하는 것을 알 수 있습니다. 우리나라의 경우 여름 일수는 4월~10월이며, 열대야 일수는 6월~9월까지로 최대 정점은 7~8월이며, 폭염 일수는 5월~9월까지로 최대 정점은 7~8월이라고 합니다.

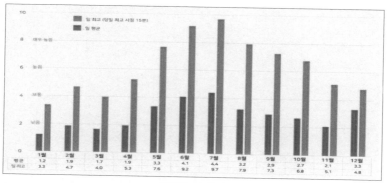

자외선 지수 통계

기상청은 총 자외선 지수가 높은 단계에서는 햇볕에 노출 시 1~2시간 이내에도 피부가 화상을 입을 수 있어서 위험하다고 합니다. 이를 예방하기 위해서는 한낮에는 그늘에 머물기를 권장하고 있으며, 외출 시에는 긴 소매 옷, 모자, 선글라스를 이용하고, 자외선 차단제를 정기적으로 발라야 한다고 합니다.

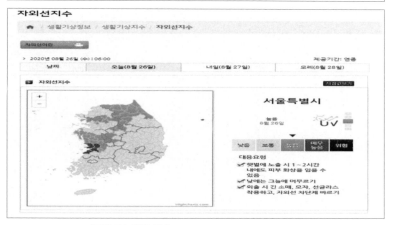

단계	지수범위	대응요령
■ 위험	11 이상	▶ 햇볕에 노출 시 수십 분 이내에도 피부 화상을 입을 수 있어 가장 위험함 ▶ 가능한 실내에 머물러야 함 ▶ 외출 시 긴 소매 옷, 모자, 선글라스 이용 ▶ 자외선 차단제를 정기적으로 발라야 함
■ 매우높음	8 이상 10 이하	▶ 햇볕에 노출 시 수십 분 이내에도 피부 화상을 입을 수 있어 매우 위험함 ▶ 오전 10시부터 오후 3시까지 외출을 피하고 실내나 그늘에 머물러야 함 ▶ 외출 시 긴 소매 옷, 모자, 선글라스 이용 ▶ 자외선 차단제를 정기적으로 발라야 함
■ 높음	6 이상 7 이하	▶ 햇볕에 노출 시 1~2시간 내에도 피부 화상을 입을 수 있어 위험함 ▶ 한낮에는 그늘에 머물러야 함 ▶ 외출 시 긴 소매 옷, 모자, 선글라스 이용 ▶ 자외선 차단제를 정기적으로 발라야 함
■ 보통	3 이상 5 이하	▶ 2~3시간 내에도 햇볕에 노출 시에 피부 화상을 입을 수 있음 ▶ 모자, 선글라스 이용 ▶ 자외선 차단제를 발라야 함
■ 낮음	2 이하	▶ 햇볕 노출에 대한 보호조치가 필요하지 않음 ▶ 그러나 햇볕에 민감한 피부를 가진 분은 자외선 차단제를 발라야 함

! 단계별 대응요령

※ 의학자문 : 서울대학교병원운영 서울특별시 보라매병원 피부과 박현선 서울의대 교수

자외선 지수 관련 정보(출처: 기상청 기후정보 포털. 2020. 8. 26)

또한, 자외선으로부터 눈을 보호하기 위해서는 햇빛이 강한 정오부터 오후 4시 사이의 외출은 되도록 삼가는 것이 좋으며, 부득이하게 외출할 때는 자외선 차단 지수가 높은 선글라스를 착용해야 한다고 합니다. 자외선은 내리쬐는 햇빛뿐만 아니라 대기나 땅에서도 반사되기 때문에 모자나 양산보다는 '선글라스 착용'이 도움이 된다고 합니다.

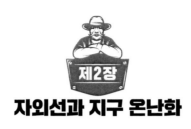

자외선과 지구 온난화

♠ 자외선이란?

자외선은 태양광의 스펙트럼을 사진으로 찍었을 때 가시광선보다 짧은 파장으로 눈에 보이지 않는 빛입니다. 자외선 복사는 사람의 피부를 태우거나 살균 작용을 하며 과도하게 노출될 경우 피부암에 걸릴 수도 있습니다.

자외선의 종류를 살펴보면 다음과 같습니다.

태양은 광범위한 파장을 가진 빛 에너지를 방출합니다. 가시광선의 파란색이나 보라색 광선보다 더 짧은 파장을 가진 자외선 복사는 살갗을 태우고 건강에 해로운 영향을 끼칩니다. 성층권에 존재하는 오존층은 대부분의 해로운 자외선이 지구상의 생명체에 도달하는 것을 막아줍니다. 그러나 성층권의 오존층이 얇아지면 지표에 도달하는 자외선 복사량이 증가합니다.

과학자들은 UV-C, UV-B, UV-A의 세 가지 종류로 UV 복사를 분류합니다. 성층권 오존층은 이러한 종류의 UV를 모두 흡수하는 것이 아니라 일부분만 흡수합니다.

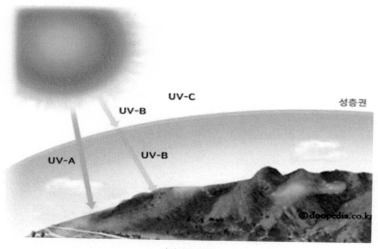

UV-C

UV-B

성층권

UV-A

UV-B

@doopedia.co.kr

자외선의 종류

① UV-A(320~400nm)

오존층에 흡수되지 않습니다. 파장 영역이 0.32~0.40㎛에 해당하는 자외선 UV-A는 UV-B에 비하여 에너지량이 적지만, 피부를 그을릴 수 있습니다. 피부를 태우는 주원인은 UV-B이지만, UV-A는 피부를 벌겋게 만들 뿐만 아니라 피부 면역 체계에 작용하여 피부 노화에 따른 장기적 피부 손상을 일으킬 수 있습니다. 최근에는 UV-A 노출 시간이 피부를 그을릴 정도로 길어지면 피부암 발생의 위험이 UV-B의 경우와 같아진다는 연구 결과가 보고되기도 하였습니다. 자외선이 인체에 도달하면 표피층 아래로 흡수되는데, 이 해로운 광선에서 피부를 보호하기 위하여 인체 면역 작용이 발동합니다. 그 예로 일부 세포는 자외선에 노출될 때 멜라닌이란 검은 색소를 생성하는데 그것이 자외선의 일부를 흡수합니다. 따라서 백인종과 같이 멜라닌을 적게 생성하는 사람은 UV-B에 대한 자연적 보호막도 적은 셈입니다.

② UV-B(280~320nm)

대부분은 오존층에 흡수되지만, 일부는 지표면에 도달합니다. 지구에 극소량이 도달하는 UV-B는 파장 영역이 0.28~0.32㎛에 해당하는 자외선입니다. UV-B는 동물체의 피부를 태우고 피부 조직을 뚫고 들어가며, 때로는 피부암을 일으키는데, 피부암 발생의 원인은 대부분 태양 광선의 노출 및 UV-B와 관련이 있습니다. 또, UV-B는 피부에서 프로비타민 D를 활성화해 인체에 필수적인 비타민 D로 전환합니다. 또한, '결막염', '각막염' 등 시력 장애의 원인이 되기도 하는데, 자외선이 반복해서 수정체에 들어가면 만성 '백내장'이 되기도 합니다.

③ UV-C(100~280nm)

오존층에 완전히 흡수됩니다. 파장 영역이 0.20~0.29㎛인 자외선 중 UV-C는 염색체 변이를 일으키고 단세포 유기물을 죽이며, '눈의 각막을 해치는 등' 생명체에 해로운 영향을 미칩니다. 다행히 UV-C로 알려진 이 범위의 자외선은 성층권의 오존에 의해 거의 모두 흡수됩니다.

♠ 자외선에 대한 오존층의 역할

지상으로부터 약 13~50km 사이의 성층권에 있는 오존층은 태양 광선 중 자외선을 차단함으로써 사람을 비롯한 지구상의 생명체를 보호하는 역할을 하고 있습니다. 오존층이 파괴되어 자외선을 차단하는 능력이 떨어지게 되면 지표면에 도달하는 자외선의 양이 증가합니다. 따라서 대기오염이 심해지면서 오존층을 파괴하여 오존의 양이 감소하면 지표면에 도달하는 자외선의 양이 증가하여 사람에 좋지 않은 영향을 주게 됩니다.

♠ 지구 온난화란 무엇인가?

지구가 일정한 온도를 유지할 수 있는 것은 태양으로부터 오는 에너지를 공기 중에 있는 수증기와 이산화탄소가 흡수해서 다시 지구 밖으로 빠져나가는 것을 막기 때문입니다. 그런데 이 이산화탄소가 점차 늘어나면 점점 더 적외선을 많이 흡수해 가두게 되고 따라서 지구의 온도가 점점 올라가게 되는 것입니다.

지구 온난화의 영향으로 봄꽃의 개화 시기가 빨라지고, 봄·가을 주기가 짧아지고 있으며, 여름은 더욱더 뜨거워지고 겨울은 점점 더 따뜻해지는 현상들이 일어납니다. 이는 우리가 몸으로 체감하고 있습니다.

♠ 오존층 파괴에 따른 피해

오존층의 파괴에 의한 피해로는 인간의 건강에 대한 영향을 들수 있습니다. 오존에 의하여 부분적으로 흡수되는 자외선의 파장범위는 280~320nm입니다. 이 범위의 자외선은 UV-B로 알려져 있으며 피부 그을림, '시력 손상', 피부암, 피부 주름 및 노화 등의 원인이 됩니다. 자외선은 파장이 짧을수록 생물체 조직에 영향이 더욱큰 것으로 알려져 있습니다. 대기 중의 오존은 파장이 짧은 자외선을 긴 광선보다 더 잘 흡수합니다. UV-B양의 증가에 따른 피부암발생 영향은 다음과 같습니다. 오존량 1% 감소 시 피부암 발병률은 2% 증가하는 것으로 예측되고 있습니다.

피부암의 발생 외에도 UV-B의 증가는 인체 면역 기능의 약화, 피부염의 발생을 증가시킬 수 있습니다. 일반적으로 자외선이 1% 증가하면 피부암은 4~6% 증가하는 것으로 알려져 있습니다.

또한, 오존층의 파괴에 의한 피해로는 오존홀의 확대를 들 수 있습니다. 오존은 이산화탄소와 마찬가지로 온실기체입니다. 온실 기체의 영향 이외에도 오존층 파괴로 인한 태양광선 침투의 증가는지구 기온의 상승을 초래할 것입니다.

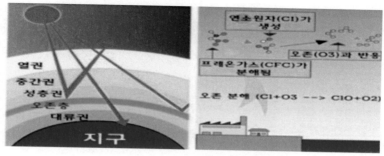

오존층 파괴에 따른 현상

♠ 이상기후 현상

지난 106년간 평균 기온 1.8℃ 상승, 폭염·한파 등 기상 이변 현상 증가 등 20세기 초와 비교하여 평균 기온 변화량은 0.18℃/10년 상승하였으며, 최근 30년간은 더 큰 폭으로 상승(1.4℃↑)했습니다. 2018년 우리나라의 여름 평균 기온은 25.4℃로 1973년 이후 가장 높게 관측되었으며, 서울(39.6℃), 홍천(41℃), 전주(38.9℃) 등 곳곳에서 관측 이래 최고 기온을 경신하였습니다. 계절은 과거 30년과 최근 30년 비교 시 여름이 길어지고 겨울이 짧아지는 지구 온난화 현상이 발생(여름 19일↑, 겨울 18일↓)했습니다.

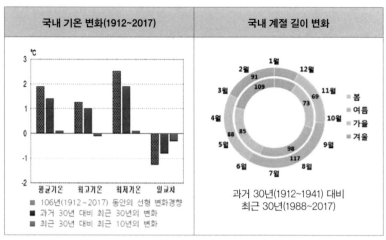

| 국내 기온 변화(1912~2017) | 국내 계절 길이 변화 |

■ 106년(1912~2017) 동안의 선형 변화경향
■ 과거 30년 대비 최근 30년의 변화
■ 최근 30년 대비 최근 10년의 변화

과거 30년(1912~1941) 대비
최근 30년(1988~2017)

한반도 기후변화 현황

지금까지 자외선, 지구의 온난화, 오존층의 파괴에 대한 우리의 대응과 일반 사항에 대하여 살펴본 것은 자외선으로부터 우리의 눈을 지켜내기 위한 것으로, 눈에 직접적인 피해를 미치는 원인이 무엇인지 알아보고, 우리의 눈 보호와 눈 건강에 대하여 소중한 정보를 제공하기 위한 것입니다.

제3장
자외선·지구 온난화와 선글라스

♠ 자외선-선글라스 사랑

자외선은 때로는 피부암을 발생시키고, 결막염·각막염 등 시력 장애의 원인이 되기도 합니다. 자외선이 반복해서 수정체에 들어가면 만성 백내장이 되기도 하고, 눈의 각막을 해치는 등 생명체에 해로운 영향을 미친다고 합니다. 가톨릭대학교 여의도성모병원 문정일 안과 교수님의 말씀을 인용해 보면, 자외선에 눈이 장시간 노출되면 수정체에 세포 손상이 일어나서 세포 변성이 일어나고 백내장이 생길 수가 있고, 눈 속 망막에 이상 혈관이 발견되면 황반변성도 올 수 있습니다.

원장님께서는 눈을 보호하기 위해서는 선글라스를 착용하는 것이 가장 중요하다는 의견을 주셨습니다. 선글라스는 눈이 안 보일 정도로 너무 짙은 색은 피하고 색의 농도가 70~80% 정도, 단색으로 색이 고르게 분포된 것을 추천해 주셨습니다.

특히, 멋모르고 자외선 차단 지수가 낮은 선글라스를 쓸 경우에는 오히려 눈동자가 확장되고 그로 인해 더 많은 자외선이 눈에 들어오게 돼 망막을 더욱 손상시킨다고 합니다. 따라서 자외선 차단율이 높게 제대로 제작된 선글라스를 선택해서 착용해야만 눈 건강을 지킬 수 있다고 거듭 강조하셨습니다.

드림성모안과 정충기 원장님도 눈 건강을 위해서는 꼭 선글라스를 잘 착용해야 한다고 강조했습니다. 선글라스를 착용하는 것만으로도 충분히 눈 보호가 된다고 하셨습니다.

총 자외선 지수가 높은 단계에서는 햇볕에 노출 시 1~2시간 이내에도 피부 화상을 입을 수 있어서 위험하다고 합니다. 이를 예방하기 위해서 한낮에는 그늘에 머물기를 권장하고 있으며, 외출 시에는 긴 소매 옷, 모자, 선글라스를 이용하고, 자외선 차단제를 정기적으로 발라야 한다고 합니다. 또한, 자외선으로부터 눈을 보호하기 위해서는 햇빛이 강한 정오부터 오후 4시 사이의 외출은 되도록 삼가는 것이 좋으며, 외출할 때는 자외선 차단 지수가 높은 선글라스를 착용해야 한다고 합니다. 자외선은 내리쬐는 햇빛뿐만 아니라 대기나 땅에서도 반사되기 때문에 모자나 양산보다는 선글라스를 착용하는 것이 도움이 된다고 합니다.

선글라스는 우리에게 꼭 필요한 필수품입니다. 선글라스의 기능은 자외선 차단과 방지 효과의 우수성입니다. 선글라스는 영구적으로 사용할 수 있는 장비가 아닙니다. 렌즈의 수명은 차단율에 따라서 결정된다고 합니다.

요즘에는 과거와 달리 햇볕이 강한 편입니다. 외출할 때 자외선으로부터 눈을 보호하기 위해서는 선글라스를 착용하셔야 합니다.

그러나 많은 분이 불편하고 주변을 의식하여 선글라스 착용을 멀리하시는 경우가 많다고 합니다. 다른 사람을 위한 것이 아니라, 나를 위해서, 나의 눈 보호와 눈 건강을 위해서 선글라스 착용은 필수입니다. 자외선뿐만 아니라 먼지, 바람, 돌 튀는 것, 나뭇가지 등으로부터 우리의 소중한 눈을 지켜내야 합니다. 자외선으로부터 나를 지키기 위해서 많은 분이 선글라스를 착용한 거리의 모습은 생동감 있고 눈 건강을 위한 소중한 선택이며 바른 생활입니다. 자외선으로부터 나를 지키고 우리의 사랑스러운 분들까지도 보호할 방법은 반드시 실천하셔야 합니다. 자외선으로부터 나를 지켜내는 것은 나의 작은 실천으로부터 시작된다는 것을 잊지 마세요. 아름답고 건강한 삶을 위해서 실천하시고 노력할 때 오는 선물은 눈 건강입니다.

이처럼 선글라스는 필수품으로써 널리 홍보되어야 하고 햇볕이 강한 날 뿐만 아니라 기후의 변화에 따라서 현명하게 착용하고 대응할 수 있는 생활필수품입니다. 선글라스의 착용은 우리 모두의 올바르고 좋은 습관입니다. 선글라스는 비가 오나, 눈이 내리나, 햇볕이 쨍쨍한 날이나 길목에 서서 우리를 기다리고 있습니다. 손만 뻗으면 닿을 만한 길목에서, 밝은 세상을 우리 모두에게 선물하기 위해서 우리를 기다리고 있습니다. 참으로 기특하고 사랑스러운 선글라스입니다.

선글라스는 우리가 필수품으로 여길 때 자외선으로부터 더 열심히 행복한 싸움을 한다고 합니다. 자외선, 먼지, 바람, 돌 튀는 것, 나뭇가지 등으로부터 우리의 눈 보호와 눈 건강을 위해서 지금 무엇을 실천하고 있는지 한 번쯤은 곰곰이 생각해 볼 필요가 있습니다. 우리의 눈 건강은 어떻게 관리하고 있는지에 관해서 말입니다. 선글라스 착용은 우리 모두의 눈 보호와 눈 건강을 지켜줍니다. 제가 지속해서 자연환경과 자외선에 대하여 말씀드리는 것은 우리에게 해를 입히는 것에 대응하고 우리의 눈 건강을 지키자는 뜻이 담겨있습니다.

♠ 지구 온난화-선글라스 사랑

지난 130여 년(1880~2012년)간 지구 연평균 기온은 0.85℃ 상승하였으며, 그 상승 속도도 가속화되고 있습니다. 수치적인 분석을 뒤로하더라도 지구 온난화의 영향으로 봄꽃의 개화 시기가 빨라지고, 봄·가을 주가가 짧아지고 있으며, 여름은 더욱더 뜨거워지고 겨울은 점점 더 따뜻해지는 현상들을 우리가 몸으로 체감하고 있습니다.

이런 지구 온난화로 인한 기후변화에 대응하기 위해서는 계절과 관계없이 선글라스 착용으로 우리의 눈을 보호하고 눈 건강을 지켜내야 합니다. 선글라스의 역할이 주목받을 만한 대상으로 여겨지는 것은 좋은 일입니다.

지구 온난화와 선글라스의 상관관계에서 가장 기본적인 인식은 기온 상승 못지않게 자외선의 증가에서 눈을 보호할 수단으로는 선글라스가 가장 좋다는 것입니다.

지구 온난화로 인한 오존층의 파괴로 태양에서 발산되는 자외선이 지구에까지 많은 양이 도달하는 지금과 같은 상황에서는 봄이나 여름과 같이 자외선이 많은 계절에는 눈을 손상시키는 위험이나 자외선에 대한 노출을 방지하기 위해서 선글라스가 필요합니다.
오존층은 강력한 태양광으로부터 생명에 위협을 줄 수 있는 자외선이나 광선을 차단해 주는 보호막으로써 일종의 '지구의 선글라스'에 해당하며, 이런 자연적 보호막이 제 역할을 못 할 때는 각 개인이 선글라스라는 보호막을 착용해야 하는 필요성이 증가하게 되는 것입니다.

이런 자외선 차단을 위한 선글라스 착용은 일부 외국에서는 이미 뿌리내린 현상입니다. 쿠웨이트 등 중동 지역에서는 1년 내내 작열하는 여름 한낮의 기온이 60℃에 달합니다. 그래서 태양 빛으로부터 눈을 보호하기 위해 선글라스가 생활필수품이 된 지 오래되었다고 합니다. 인구 약 427만 명의 소국인 쿠웨이트의 경우에도 선글라스가 생활필수품이라고 합니다.

휴양지로 인기가 높은 몰디브는 햇살 좋은 날엔 선글라스를 쓰지 않으면 눈을 뜨고 있기 힘들 정도로 자외선이 강하며, 호주는 자외선 차단 크림과 함께 선글라스 착용을 의무화하는 지역이 있을 만큼 선글라스가 생활필수품으로 자리 잡고 있습니다. 이런 사례는 이제 비단 외국의 경우로만 한정할 수 없는 현상으로 우리에게도 다가오고 있습니다. 저는 지구 온난화, 자외선으로부터 눈 보호와 눈 건강을 위해서 2016년과 2017년의 2회에 걸쳐 '야외에선, 선글라스를 끼세용!' 범국민 운동에 봉사자로 참가하여 활동하면서 눈 건강의 소중함과 자외선으로부터 우리의 눈을 지켜내기 위해서 선글라스가 필수임을 알게 되었습니다. 선글라스에 대한 인식 개선으로 눈이 건강한 밝은 사회를 만들어 가는 것은 우리 모두의 작은 실천으로부터 시작됩니다.

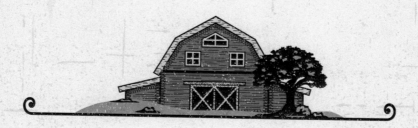

PART IV

선글라스 이야기

선글라스는 나에게 꼭 필요한 필수품입니다! "선글라스야, 우리와 함께하면서 더욱더 아름다운 세상을 만들어가자."

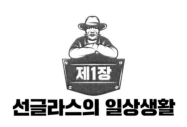

제1장
선글라스의 일상생활

♠ 살맛 나는 세상, 선글라스와 함께할 수 있어서 행복해

우리의 삶의 가치를 어디에 두느냐에 따라서 살맛 나는 세상의 기준이 달라집니다. 살맛 나는 세상, 행복과 건강이 함께하는 아름다운 세상과 살맛 나는 세상은 무엇을 추구하고 누구와 함께 있을 때를 의미할까요.

사랑하는 가족 또는 친한 친구와의 여행 아니면 저녁 식사 때 함께할 수 있는 소중한 분들과의 소소한 시간들에서 행복을 찾지는 않으신가요. 우리 함께 살맛 나는 세상에 풍덩 빠져서 행복을 만끽하시면 좋을 듯합니다.

살맛 나는 세상에서는 무엇이 우리를 기다리고 있을까요. 행복, 즐거움, 기쁨, 웃음, 성공 등 여러 가지를 생각할 수 있습니다. 그것은 자신이 스스로 만들어 가면서 노력 끝에 찾아오는 귀중한 손님인 행복과 사랑이라고 표현하고 싶습니다.

우리 모두 살맛 나는 세상을 만들어 갔으면 합니다.

우리 모두가 행복하고 건강하며 기분 좋은 아름다운 세상을 만들어 가면 어떨까요. 자연은 내가 아끼고 사랑할 때 우리에게 소중한 많은 것을 모둠으로 주듯이 내가 스스로 나를 사랑하고 존경하면 뜻대로 이루어진다고 합니다. 자신에게 칭찬의 여유를 가져 보세요. "나는 할 수 있고 이루어낼 수 있는 힘이 있다.", "나는 성공할 수 있다." 나를 위한 칭찬은 큰 힘이 되어 원하는 큰 뜻을 이루어 낸다고 합니다.

살맛 나는 세상의 첫걸음은 자신을 사랑하고 아끼고 존경하는 것에서 비롯된다고 합니다. 자신에게 외쳐 보세요. "사랑해.", "고맙고 감사해.", "난 반드시 극복할 수 있고, 성공할 수 있어.", "조금만 힘내고 노력하자." 등 자신에 대한 격려와 칭찬은 참으로 상상을 초월하여 후에 큰 열매를 맺는다고 합니다.

변함없는 노력에 칭찬을 더하면 원하는 무엇이든 이룰 수 있다고 합니다. 나는 소중하고 대우받을 권리가 있기 때문에 자신을 격려하고 칭찬할 때 꿈과 도전의 결과는 크고 넓게 성공으로 찾아옵니다. 이는 큰 행복입니다. 우리의 공통적인 삶의 목적은 행복과 성공이며 그것을 뒷받침하는 것은 건강입니다.

살맛 나는 세상은 선글라스와 함께할 수 있어서 행복한 세상입니다. 참으로 멋진 세상에서 아름다움을 마음껏 만끽하면서 즐거운 삶을 누리는 모습이야말로 진정한 행복입니다. 우리의 눈 보호와 눈 건강을 위해서 선글라스와 늘 함께해야 그 행복을 만들어 갈 수 있습니다.

어떻게 바라보면 우리의 일상생활에서 다양한 것들이 우리의 건강을 위해서 쓰이고 있습니다. 어떤 것은 외출 시 핸드백에 반드시 있어야 마음이 가벼운 것들도 있습니다. 휴대폰은 이제 기본이 되어 핸드백, 주머니, 손에 위치해 항상 우리와 함께 일상생활의 친구가 되었습니다. 이는 우리에게 떼려야 뗄 수 없는 생활필수품입니다. 휴대폰을 분실하면 난리가 납니다. 그 심정은 분실한 분들만 느낄 수 있는 특별한 경험일 겁니다.

우리 한번 일상의 필수품을 생각해 보고, 건강을 위한 필수품이 되었으면 하는 것이 있다면 무엇이 있는지도 생각해 볼까요.
요즘은 뜨거운 햇볕 아래에서 묵묵히 직사광선을 온몸으로 받아들이면서 보행하는 분들이 많은 것이 현실입니다. 이는 반드시 변화해야 할 우리 일상생활의 단면입니다.

선글라스 착용의 작은 변화. 선글라스가 우리 생활 속에서 필수품으로 변화할 때 건강한 삶의 질이 높아진다는 사실에 공감하시나요. 자외선, 먼지, 바람, 돌 튀는 것, 나뭇가지 등으로부터 눈 보호와 눈 건강을 지켜주는 우리의 선글라스를 소개해 드립니다.

우리의 애장품이라 칭할 수 있는 선글라스. 내 눈을 보호해 주고 밝은 세상을 만들어 갈 수 있으며 아름다운 세상을 건강하고 행복하게 누릴 수 있게 해 주는 선글라스. 선글라스는 이제 소중하고 귀중한 생활필수품으로 받아들여야 할 때라고 생각합니다. 여러분도 선글라스를 착용해 보실 것을 정중히 부탁드립니다.

세상을 살아가면서 나와 우리에게 좋은 것을 열심히 안내하는 사람을 바라볼 때 여러분은 어떻게 생각하시나요. '바보 아냐? 왜 그러는지 몰라.' 등 여러 가지 표현이 있을 수 있지요. 저는 바보가 되더라도 우리 모두의 눈 건강을 위한 길을 열심히 가도록 하겠습니다.

저는 '우리'를 사랑합니다. 우리는 소중하며 우리는 대우받을 권리가 있기 때문에 이 길을 끝까지 함께하겠습니다. 건강과 행복은 멀리에 있지 않습니다. 아주 가까이에 있으나, 그것에 대해 관심이 없거나 별로라고 생각할 때, 멀리에 있다고 여겨지게 됩니다. 우리 모두 서로 아끼고 사랑하면 좋지 않을까요.

우리 함께 선글라스 착용의 생활화를 이루어냈으면 합니다. 이제는 선글라스가 불편하거나 착용 시 남을 의식해야 하는 대상이 아니라 우리 생활의 필수품으로 자리 잡아야 합니다. 과감하게 나로부터, 한 사람으로부터 시작하는 눈 사랑과 눈 건강을 위한 작은 실천이 더 밝은 세상을 만들어 갑니다. 앞에서도 말씀드렸지만, '난 할 수 있어!'라는 자신감은 나를 발전시키고 성공으로 이끕니다.

나부터 선글라스를 사랑하고 생활의 필수품으로 여기면 그 순간 나의 눈 건강뿐만 아니라 가족, 더 나아가 주변 분들에게도 참으로 멋진 세상을 만들어 드리는 것입니다. 행복은 가까이에서 내가 나를 아끼고 사랑할 때 생겨납니다. 내가 실천하고 모범을 보일 때 눈 건강과 행복이 함께한다는 사실. 이보다 큰 행복이 어디에 있겠습니까. 나를 존경하고 사랑하는 것은 오로지 나 자신의 몫입니다.

살맛 나는 세상, 선글라스와 함께할 수 있어서 행복합니다. 우리 주변의 일상생활을 되돌아보면서 새로운 것을 긍정적인 마음으로 받아들일 때 행복이 찾아옵니다. 나 자신을 칭찬하여 얻는 자신감을 바탕으로 무엇이든 두려움 없이 헤쳐나갈 수 있는 원동력이 생기듯이, 선글라스 착용 생활습관은 우리의 밝은 미래를 만들어 가는 시작입니다. 그리고 그 시작은 나 한 사람으로부터 시작된다는 것을 잊지 마시길 바랍니다.

살맛 나는 세상을 만들어 가는 데 우리가 함께하면 더 큰 행복을 만들어 낼 수 있습니다.

♠ 선글라스 착용하기에 좋은 날씨구먼

선글라스를 착용하기에 좋은 날씨는 무엇을 의미할까요.

선글라스 착용은 연중무휴 휴가가 없다는 사실을 어떻게 생각하세요. 선크림의 경우에는 보통은 햇볕이 강해지는 여름철에만 바르는 것으로 생각하시는 분들이 많은데, 실제로 자외선 차단제는 계절에 상관없이 바르는 것을 권장하고 있으며 피부 노화, 자외선 차단에 효과적이라고 합니다.

마찬가지로 선글라스도 계절에 상관없이 늘 착용해야 한다고 합니다. 계절에 따라서 자외선의 빈도는 다소 차이가 있으나 자외선으로부터 우리의 눈을 보호하고 눈 건강을 지켜내기 위해서는 계절의 영향은 없는 것입니다. 자외선으로부터 나를 지켜준다니, 선글라스의 역할은 그만큼 대단한 것이며 충분히 사랑받을 가치가 있습니다.

"선글라스 착용은 불편해.", "거추장스러워.", "귀찮아."라고 표현하시는 분들이 종종 있습니다. 이제는 생활필수품이 된 만큼 선글라스를 착용한 모습을 아름답고 행복한 멋진 모습으로 받아들여 주세요. 선글라스를 착용하는 것만으로도 눈 건강을 지켜준다고 하니, 우리 함께 실천하여 건강한 모습으로 행복하고 밝은 세상을 만들어 갔으면 합니다.

세상의 모든 것은 마음먹기에 달려 있다고 하지 않나요. 모든 것을 사랑으로 받아주고 사랑을 줄 때 행복이 일어납니다. 그 행복은 누구에게나 오는 것이 아니라 참으로 진실하게 사랑을 주고받을 때 오는 것입니다. 그런 사랑이 진정한 사랑입니다.

갑자기 사랑을 말해서 의아하셨나요. 흔히 무언가를 사랑하면 예뻐진다고 표현합니다. 우리 모두 선글라스를 사랑으로 받아주고 사랑으로 착용할 때 선글라스는 우리에게 눈 건강으로 참 행복을 선물할 겁니다.

선물은 아무에게나 하지 않지요.

은혜를 받거나 내가 사랑하고 아끼는 사람을 위해서 특별히 준비하는 것이 선물이며 사랑을 담아서 주는 것입니다. 우리가 선글라스를 사랑하는 마음으로 착용할 때 큰 변화의 선물을 받을 수 있습니다. 후천성 안과 질환 예방과 밝은 세상을 선물 받는다는 것, 이보다 큰 선물이 어디에 있겠습니까.

우리가 선글라스 착용을 사랑하는 마음으로 실천할 때 받는 눈 보호와 눈 건강으로 밝은 세상을 밝히듯이 자연환경, 자외선과 친구가 되어 필요한 부분은 적극적으로 이용하고 그렇지 못한 부분은 사전에 예방하여 좋은 환경을 만들어 갈 때 우리의 눈 건강을 지킬 수 있습니다.

이제 선글라스는 더 이상 귀찮은 대상이 아니라 우리와 함께하고 같이 가야 하는 것이기에 즐거운 마음으로 착용하고 안아주자는 것입니다.

물의 원리와 관련된 실험은 다들 알고 있을 겁니다. 어느 실험에서 물컵 두 개에 물을 가득 채우고 A컵에는 매일 "사랑한다.", "감사해.", "고마워.", "너밖에 없어.", "정말 사랑해."라는 말을 들려주었습니다. 또 다른 B컵에게는 매일 "너무 미워.", "짜증 나.", "너 정말 싫다.", "너 왜 있는 거야?"라는 말을 들려주었습니다. 이후 놀라운 결과가 나왔다고 합니다. 실험 결과 A컵의 물에서는 다이아몬드와 같은 수정체가 보였고 B컵은 썩은 물이 되었다고 합니다. 놀랍지 않으세요?

여러분은 나 자신에게 긍정의 에너지를 만들어 내는 것은 나 자신임을 알게 되는 소중한 실험을 보셨습니다. 긍정적이고 진취적인 사고방식과 자신을 존경하고 사랑하는 실천은 소중한 것입니다. 선글라스를 착용하기에 좋은 날씨는 사계절을 의미하고 햇빛, 비, 눈이 내려도 선글라스의 착용은 필수입니다. 선글라스를 사랑하는 마음을 가져 보세요. 눈이 밝아지고 행복한 세상이 펼쳐질 겁니다.

우리 모두는 소중하고 행복한 사람들입니다. 선글라스와 사랑에 푹 빠져 자외선으로부터 눈 보호와 눈 건강이라는 소중한 선물을 받았으니 얼마나 행복한 사람들입니까. 선글라스를 착용하는 것은 나와 우리를 위한 소중하고 필요한 선택입니다.

선글라스를 착용하기에 좋은 날씨구먼!

선글라스는 누구를 위해서 착용하는지 묻고 싶습니다. 나를 위한 선글라스 착용은 나를 자외선으로부터의 눈 보호와 눈 건강으로 밝은 세상을 열어 준다는 사실에 우리는 어떻게 대답하실 수 있습니까. 자연환경의 변화에 대응하기 위해서는 선글라스 착용하기에 좋은 날씨를 기억에 담아 두셔야 합니다. 선글라스 착용, 나를 위한 선택이고 필수입니다. 남도 아닌 나를 위해서 말입니다.

♠ 선글라스는 마음의 등불

선글라스는 나의 눈 건강을 지켜주는 힘이자 밝은 세상을 만들어 낼 수 있는 기회와 희망을 주는 참 멋진 소품입니다. 위인도 아니고 그렇게 위대하지도 않은 것이지만, 우리에게는 소중함 그 자체입니다. 우리는 바라보는 시각에 따라서, 브랜드에 따라서 각기 다른 평가와 쓰임새를 가지고 있는 것을 통칭해서 선글라스라고 부르고 있습니다. 선글라스의 착용은 무엇을 의미하고 있을까요.

선글라스 착용은 나에게 무엇을 가져다준다고 생각하시나요. 무엇을 나에게 주기에 제가 이렇게도 그렇게 강조하는지 궁금하지 않으신가요? 세상에서 제일 중요한 것은 건강입니다. 저는 우리 모두에게 자외선으로부터 눈 건강을 지켜 주는 선글라스의 필요성과 중요성을 말씀드리고자 하는 것입니다. 작은 습관으로부터 시작하여 큰 결실을 맺는 것이라면 실천하셔야 합니다.

단순하면서도 복잡하지 않은 우리의 삶은 생각하기에 따라서는 세상의 모든 것을 가질 수 있을 것 같으면서도 그렇지 못합니다. 그런 현실을 살아가면서, 우리가 얼마나 감사를 마음속 깊이 느끼면서 살고 있는지 한 번쯤 생각해 볼 필요가 있지는 않나요. 행복한 삶과 건강을 위해서 우리가 무엇을 아끼고 어떠한 것을 소중하게 생각하면서 살고 있는지 말입니다.

우리는 그동안 세상을 살아오면서 많은 것을 잃어버리고 지나쳐 버리면서 살아오지는 않았는지 곰곰이 생각해 볼 필요가 있습니다. 더 나은 행복과 건강을 위해서 말입니다.

일상에서 나의 등불은 무엇인지 한번 생각해 볼까요. 국어사전에 등불은 앞날에 희망을 주는 존재를 비유적으로 이르는 말이라고 표기되어 있습니다. 앞에서 말씀드렸듯이 선글라스는 우리에게 밝은 세상을 만들어 주는 힘과 희망을 준다고 하니 얼마나 감사하고 고마운 일인가요.

나에게 무한한 사랑을 주는 사람이 얼마나 되는지 우리 한번 생각하는 시간을 가져 봅시다. 얼마나 될까요. 사람에 따라서 다양한 의견이 있을 수 있는 부분이겠지만, 많으면 많을수록 좋은 것이 아닌가 하는 생각이 듭니다. 나를 진정으로 아끼고 사랑하는 사람이 주변에 얼마나 있을까 한번 생각해 보세요. 사람에 따라서 나의 행복의 기준에 변화가 있을까요. 그 기준은 나로부터 시작되어 내가 나를 사랑할 때 정점에 이른다는 사실에 얼마나 그렇다고 말씀하실 수 있을까요.

선글라스를 마음의 등불이라고 막연히 생각해 보았습니다. '그래, 좋은 일이겠지.'라는 생각에서 출발한 것이지만, 앞에서 언급한 바와 같이 등불은 희망을 준다는 사실을 보니 선글라스야말로 진정한 마음의 등불이라 여겨질 만합니다. 더 나은 세상, 더 밝은 세상을 위해 희망을 주는 사람으로 거듭나기 위해서 나를 위하기보다는 우리 모두를 위해서 오늘도 존경하고 사랑하는 마음을 담아서 한 페이지를 꼼꼼히 채우고 있습니다.

마음의 등불이 되어 여러분에게 희망을 전하는 희망의 등불이 될 기회를 꼭 잡으시기를 바랍니다. 기회는 누구에게나 오는 것이 아니라 끊임없이 노력하는 사람에게만 찾아온다는 사실은 다들 알고 계실 겁니다. 자. 우리, 나보다 어려운 분들에게 등불이 되어 그분들에게 희망을 갖게 하여 용기 있는 삶을 살아갈 수 있도록 도와드립시다. 그 용기야말로 마음의 등불을 널리 퍼지게 하는 참 아름다운 실천입니다.

선글라스는 마음의 등불입니다.

우리의 눈 보호와 눈 건강을 지켜주는 반듯한 선글라스는 자외선으로부터 건강한 삶을 약속해 주는 마음의 등불이라고 감히 말씀드립니다. 우리의 건강은 소중한 것입니다.

건강하고 행복한 삶을 만들어 가기 위해서, 지금도 열심히 운동하고 소식하며 웃음으로 즐겁게 생활하고 건강을 관리하는 것은 건강은 소중하고 반드시 지켜야 하는 것이기 때문이 아닙니까. 맛

있는 저녁 식사 후 스트레칭이나 가벼운 걷기는 건강에 매우 좋다고 합니다. 하루에 1만 보 이상 걷는 것은 건강 유지는 물론이고 멋진 피부도 만들어 준다고 합니다. 지금 해 보는 것은 아주 좋은 실천입니다.

시작이 반이라고 합니다. 실천하기에는 쉽지 않은 것이 사실이지만, 시작이 반입니다. 금년도 어느덧 1년의 반이 훌쩍 가버렸습니다. 우리 한번 실천하는 습관을 가져 보면 어떨까요. 나의 건강을 위한 프로젝트 말입니다. 요즘은 건강 관리 프로그램뿐만 아니라 다양한 운동 요법도 많다고 합니다. 스스로 취약 부분에 맞는 맞춤형 운동 요법으로 건강 관리를 하시는 분들도 상당히 많은 것이 현실입니다. 건강을 위해서라면 운동을 적극적으로 권장합니다.

지금까지 함께 건강에 대하여 살펴보는 시간을 가지면서 건강은 행복한 삶의 필수조건임을 알게 되었습니다. 건강을 잃으면 모든 것을 잃는다는 말이 있습니다. 우리 모두 건강하고 아름다운 삶을 만들어 갔으면 합니다. 나를 사랑하는 모든 분과 함께 건강하고 행복을 위해서 열심히 가야 하지 않겠습니까. 나의 건강과 행복을 위해서 말입니다.

우리의 삶 속에서 잊지 말아야 할 것이 또 하나 있습니다.

요즘 자연환경의 파괴가 얼마나 심각한 수준에 머물고 있습니까. 내가 할 일이 무엇인지 한 번쯤 생각해 보시면 많은 도움이 되실 겁니다. 나를 위한 작은 실천과 습관으로 나의 건강을 지킬 수 있는 방법이 있다면 지금 당장 실천해야 하지 않을까요. 우리 모두의 건강과 행복을 위해서 말입니다.

그 방법 중에서도 작은 실천으로 나의 눈 건강을 지킬 수 있는 일은 무엇이 있을까요. 바로 선글라스 착용입니다. 작은 습관, 선글라스 착용의 생활화로 선글라스가 우리 곁에 머무를 때 선글라스는 마음의 등불로 남을 것이며 더 넓은 세상을 만들어 가는 기회를 줄 것입니다. 우리의 작은 실천이 희망과 눈 건강이 되어 세상을 밝혀 줍니다.

♠ 몸 따로, 마음 따로

우리 일상생활에서 몸 따로, 마음 따로 발생하는 현상들이 꽤 많이 있습니다. 마음은 원하는데 몸이 따르지 않거나 몸은 원하는데 마음은 뒤따르지 못하는 경우가 가끔 있지 않으신가요. 이 글을 읽으면서 여러분도 그런 경험을 한번 돌이켜 보시면 재미가 쏠쏠하실 겁니다. 누구에게나 한두 가지씩은 그런 일이 있었을 겁니다.

여기에서 말씀드리고 싶은 몸 따로, 마음 따로의 주인공은 다름 아닌 선글라스입니다. 일상생활에서 눈의 소중함을 느끼시는 분은 아마도 안과 질환으로 인하여 부득이하게 수술을 받은 분들이 대부분일 겁니다. 일상생활에서 선글라스를 열심히 착용하시는 분들도 많지만 우리 모두가 공감하고 눈 보호와 눈 건강을 위해 선글라스를 착용하는 데는 몸과 마음이 함께해야 합니다.

우리의 생각을 다시 한번 살펴볼까 합니다.
외출 시 양산을 가지고 외출하셔야 하는데 혹시 우산을 가지고 외출하신 경험이 있으신가요. 아마도 그런 분은 거의 없으실 겁니다. 요즘은 햇볕이 너무 뜨거워서 운동할 때도 우산을 이용하시는 분을 운동하면서 본 적이 간혹 있기는 합니다. 햇볕을 피하기 위해서라면 우산도 마다하지 않는 것이 우리의 현실이며 좋은 습관입니다.

이런 행위는 남을 의식하지 않고 나를 위해서는 무엇이든 할 수 있다는 자신감에서 나오는 행동입니다. 내 인생은 나의 것입니다. 그렇습니다. 내 삶은 아름다우며 나는 건강하게 살아갈 권리가 있습니다. 요즘 세상은 남을 의식하지 않으며 남을 위한 삶이 아니라, 나를 위한 삶을 지향하고 있기 때문에 모든 것은 나로부터 시작되는 것입니다.

선글라스의 착용과 습관화는 어떤지 생각해 보셨나요.
선글라스를 착용할 때면 다른 사람과 주변을 의식하는 경향이 많다고 합니다. 왜 그럴까요. 자신의 눈 건강을 위해서 착용해야 하는 선글라스를 다른 사람과 주변의 눈치 때문에 착용할 수 없다고 한다면 도저히 이해가 되지 않는 부분입니다.

우리, 함께해요. 몸과 마음이 또는 마음과 몸이 따로가 아닌 서로에게 요구하고 들어주며 서로 존경하는 마음으로 나아갈 때 선글라스는 우리 일상생활에서 우리와 함께 우리의 눈 건강을 지켜내면서 행복한 비명을 지르지 않을까 합니다. 그런 기회를 주세요. 선글라스에게 말입니다.

선글라스는 책임감과 사명감을 가지고 애용하는 우리의 눈 건강을 자외선으로부터 반드시 지켜줄 것입니다. 더 나아가 먼지, 바람, 돌 튀는 것, 나뭇가지 등으로부터도 우리를 지켜줄 욕심이 생기지 않겠습니까. 그것이 참 사랑의 결과물이며 사랑이 만든 나와 우리가 함께하는 길입니다.

우리가 선글라스를 소중한 나의 보물로 생각하고 애용할 때 선글라스는 우리에게 더 많은 자연환경으로부터 우리의 눈을 보호할 것입니다. 이제는 몸과 마음이 따로가 아니라 서로 함께라는 마음에서 우러나오는 진정함으로 서로 사랑하면서 자신을 사랑하고 주변의 모든 분을 사랑하는 넓은 사랑의 실천으로 행복하고 아름다운 세상을 만들어 갔으면 합니다.

우리는 하나입니다. 내가 소중하듯 나를 지켜주는 선글라스도 소중합니다. 나의 눈을 지켜주는 선글라스를 착용한 후에는 반드시 화장을 지워 주시고 클리너로 깨끗이 닦아 주셔야 선글라스도 피부가 깨끗하고 젊어진다고 합니다. 나를 사랑하는 것처럼 선글라스를 사랑하고 관리해 주세요. 그렇게 받은 사랑을 그는 우리에게 되돌려 줄 겁니다. 괜찮지 않나요. 앞으로 집에 돌아가면 자신과 같이 관리하고 사랑해 줄 것을 부탁드립니다. 선글라스는 지금도 늘 저에게 부탁합니다. 착용 후에는 잘 닦아주고 널리 홍보하고 애용해 달라고 말입니다.

우리의 눈 건강을 위해서 헌신적으로 봉사하는 선글라스를 위해서 우리 함께 약속해요. '몸 따로, 마음 따로'에서 우리 함께 서로서로 존경하고 사랑하자고 말입니다. 행복은 멀리에 있는 것이 아닙니다. 나와 함께하는 모든 분과 애장품까지도 사랑으로 감싸고 베풀면 더 큰 사랑으로 다가온다고 합니다. 세상에서 제일은 존경과 사랑으로 피어나는 행복과 건강이라는 꽃입니다.

♠ 선글라스와 함께해서 행복해

우리가 누구와 함께한다는 것은 참으로 행복한 일입니다. 선글라스와 함께하면서 좋은 분들과 취미생활도 즐길 수 있다면 더 행복할 것입니다. 우리 한번 취미생활에 대해 생각해 봅시다. 누구와 함께한다는 것은 설레고 마음에 위안과 편안함을 주는 참으로 멋진 행복이라고 생각하지 않으신가요.

행복은 멀리에 있는 것이 아닙니다. 우리 가까이, 우리 주변에도 행복하고 아름다운 일들이 많습니다. 모든 것은 내가 생각하기에 달린 것이 아닌가 싶습니다. "혹시 선생님께서는 무엇을 좋아하시나요?", "무엇이 행복의 조건이라고 생각하시나요?" 이런 질문을 받으면 어떻게 대답할 수 있나요. 마음이 즐겁고 기쁠 때 무엇을 이루고 성취하면 행복이 더 크다고 합니다. 한번 자신을 존경하고 사랑해 보세요. 보다 큰 행복과 기쁨이 찾아올 겁니다.

소소한 행복. 선글라스와 함께할 때 느끼는 행복은 나만의 행복이 아니라 우리 모두의 행복이었으면 좋겠습니다. 강한 햇볕과 먼지, 바람, 돌 튀는 것, 나뭇가지 등으로부터 소중한 우리의 눈을 보호해주는 선글라스는 행복을 주는 멋진 친구입니다.

고개를 끄덕거리는 모습에 선글라스도 빵긋 웃음을 우리에게 선사하네요. 그래요. 우리에게 찾아와 줘서 고맙고, 함께할 수 있어서 고맙습니다. 앞으로도 선글라스가 자외선으로부터 우리의 소중한 눈을 지켜줄 거라고 믿습니다. 어떻게 보면 일상에서 친한 분과의 만남과 대화야말로 행복을 가득 주고 스트레스도 날려버리는 좋은 만남임은 틀림이 없습니다.

우리 좋은 만남, 아름다운 만남을 위해서 오늘도 열심히 앞만 보고 뛰고 계시지는 않으신지 궁금합니다. 그러서야죠. 앞만 보고 열심히 우리의 목표를 향해서 가시다가 잠시 나를 위한 휴식 시간에는 선글라스와 함께 산책해 보세요. 기분이 한층 더 좋아질 겁니다. 자외선으로부터 받는 스트레스를 막아주고 렌즈의 색상에 따라 다양한 세상을 아름답게 만들어 주니, 이보다 행복한 휴식이 어디에 있겠습니까.

노래 가사 중에 "천만 번 더 들어도 기분 좋은 말, 사랑해."라는 가사가 있지 않습니까. "선글라스와 함께해서 행복해." 좀 우습지만, 선글라스와 함께해서 행복하고 기분 좋은 것을 느낄 때 우리의 눈은 자외선으로부터 보호를 받고 있다는 사실에 행복하지 않으신가요.

우리가 우리를 존경하고 사랑하듯이 그 존경과 사랑이 우리를 행복하게 하고 주변을 더욱더 행복하게 만들어 갑니다. 우리, 모든 분과 함께해요. 하나 더 있습니다. 선글라스를 착용하면서 행복을 느끼고 눈 보호를 함께하면서 밝은 세상, 행복하고 아름다운 삶을 만들었으면 합니다. 우리 삶의 궁극적인 목적은 건강하고 행복한 삶이겠지요. 우리의 친한 친구와 주변 분들을 사랑하고 아끼듯이 선글라스를 사랑하고 아껴보세요. 선글라스를 우리의 애장품으로 받아들일 때 그는 우리에게 밝은 세상을 만들어 주고 눈 건강을 지켜낼 책임을 다할 겁니다.

우리는 누구나 좋은 사람과 좋은 환경에서 행복을 추구합니다. 바라만 보아도 좋은 사람이 옆에 있다는 사실만으로 행복을 느낄 수 있다면 이보다 더 큰 행복이 어디에 있겠습니까. 선글라스에 대해서 어떻게 생각하시나요. 귀찮고 불편한 대상으로 생각하고 있지는 않나요? 그러시면 아니 되옵니다. 사랑을 듬뿍 주면서 착용하실 때 눈과 마음이 더 밝아진다는 사실을 알고 계시는지 궁금합니다.

착용하실 때 한번 "고마워!"라고 이야기해 보세요. 클리너로 모

든 부위의 먼지를 털어 주시고 깨끗한 선글라스를 착용하고 일상
생활을 시작하시면 기분이 한층 더 좋아질 겁니다. 그도 기분이 좋
아 우리를 자외선, 먼지, 바람, 돌 튀는 것, 나뭇가지 등으로부터 우리
의 눈 보호를 위해서 온몸을 바칠 겁니다. 멋진 모습으로 말입니다.

우리가 선글라스와 함께해서 행복하고 행복하다고 느낄 때 큰
변화가 일어납니다. 선글라스는 눈 보호와 눈 건강을 지켜내고 밝
은 세상을 만들어 낼 겁니다. 선글라스와 함께 좋은 추억을 많이 만
들어 가면서 건강하고 행복한 세상을 만들어 가셨으면 좋겠습니다.

♠ 선글라스 착용으로 백 세 시대 눈 건강을

우리는 백 세 시대를 살아가고 있습니다. 이 시대의 주인공은 우
리이며 백 세 시대는 건강한 삶을 만들어 가기 위해서 열정적으로
몸과 마음을 건강하고 튼튼하게 관리한 결과입니다. 늘 편안하고
유쾌한 마음으로 생활할 수 있다는 것은 건강이 뒷받침되어야 가
능한 일입니다. 건강한 삶은 아무리 강조하여도 지나치지 않는 듣
기 좋은 말입니다. 우리 모두 건강으로 백 세 시대를 행복하게 즐
기셨으면 합니다. 우리는 행복하게 백 세 시대를 즐길 수 있는 충
분한 자격이 있습니다. 그동안 열심히 노력했으며 앞으로도 열심히
노력해서 우리 사회의 발전에 기여할 것이기 때문입니다.

건강 관리에 대한 관심은 널리 퍼진 지 오래되었습니다. 남녀노

소가 즐겁게 자기관리에 정성을 다하는 밝은 나라, 살기 좋은 건강한 사회를 우리 함께 만들어 갔으면 합니다. 우리의 건강이 건강한 사회와 건강한 나라를 만들 수 있다는 사실에 공감할 수 있으신가요. 우리의 작은 실천이 우리 사회를 건강하게 하고 백 세 눈 건강 시대를 만들어 내는 큰 결실을 맺을 수 있습니다. 모든 것은 나의 작은 실천으로부터 시작되어 큰 성과를 이룰 수 있습니다.

우리 함께 기분 좋은 마음, 즐거운 마음으로 행복과 활력이 넘치는 건강한 사회를 만들어 가는 데 꼭 참여하시기를 바랍니다. 우리 함께 화이팅하면서 서로에게 힘과 용기를 주고 존경과 사랑하는 마음을 함께 가졌으면 합니다. 그럴 때 비로소 건강한 사회, 밝은 사회를 만들어 낼 수 있습니다.

선글라스 착용으로 백 세 눈 건강 시대도 이루어 낼 수 있지 않을까요. 살기 좋고 건강한 사회를 만들어 내듯이 우리 함께 선글라스에 대한 사랑을 전할 때 자외선, 먼지, 바람, 돌 튀는 것, 나뭇가지 등으로부터 우리의 눈을 지켜낼 수 있습니다. 우리가 자연을 홀대한 탓에 현재는 오존층 파괴, 지구 온난화로 발생한 자외선으로부터 눈 건강에 직접인 피해가 발생하고 있습니다. 자외선을 멀리하기 위해서는 다양한 방법이 있을 수 있으나 아무래도 눈을 보호하고 눈 건강을 위해서는 선글라스 착용이 필수입니다.

착용하기에 불편하고 주변을 의식하여 착용을 꺼렸던 과거와는
달리 선글라스는 이제 우리의 일상생활에 필수품으로써 많은 분이
애용하고 있습니다. 그렇다는 것은 다들 그만큼 눈 관리에 대하여
신경 쓰고 있다는 이야기입니다. 특히, 눈 보호와 눈 건강을 위해
서 선글라스를 필수품으로 여기는 좋은 습관으로 변화하고 있다
는 것입니다.

선글라스 착용으로 백 세 시대 눈 건강을 이뤄낼 수 있다는 것보
다 더 크고 좋은 소식이 어디에 있을까요. 선글라스의 가치가 치솟
고 있는 것은 우리의 눈 건강이 그만큼 백 세 시대를 위해서 꾸준히
달려온 결과이며 백 세 눈 건강 시대를 만들어 가기 위해 끊임없이
노력하는 우리의 실천하고자 하는 의지와 역할이 크다는 것입니다.

우리의 실천하고자 하는 의지와 역할은 더 큰 성과를 이뤄낼 수
있습니다. 건강한 사회, 몸과 마음에 활력이 넘치는 사회를 만들어
내야 합니다. 우리 삶의 행복과 즐거움으로부터 시작한 선글라스에
대한 깊은 사랑은 자외선이라는 자연환경에 맞서서 우리를 지켜내고
눈 사랑과 눈 건강으로 더 밝은 세상을 만들어 낼 수 있습니다.

우리는 이제 자연환경이 얼마나 소중한지를 알게 되었고 소중한
자연을 우리의 후손에게 물려줄 책임과 의무가 있습니다. 우리를
존경하고 사랑하듯이 자연을 사랑해야 하며 자연을 온전히 제자리

로 돌려보내야 합니다.

건강하고 깨끗한 원래의 모습대로 말입니다. 우리가 자외선으로부터 우리의 소중한 눈을 지켜내기 위해서 선글라스의 착용이 필수이듯이 선글라스에 대한 깊은 사랑은 우리의 눈 건강을 지켜낼 겁니다.

우리의 삶의 궁극적인 목적은 어디에 있는지요.

건강하고 행복한 삶. 이것이 우리의 전부일 겁니다. 건강하고 행복한 삶은 자신을 아끼고 존경하고 사랑하면서 꾸준히 관리하고 보호하는 우리에게 오는 값진 선물입니다. 우리의 건강한 몸과 건강한 정신으로 밝은 세상을 만들어 가면서, 참 행복이 무엇인지, 값진 삶이 무엇인지 돌이켜 보는 시간을 가져 보는 것도 좋을 듯합니다.

건강하고 행복한 아름다운 삶을 위해서, 눈 보호를 위해서 자신을 존경하고 사랑하듯이 선글라스에 대한 깊은 사랑으로 선글라스 착용을 꼭 기억하시면 좋겠습니다. 없으면 불편하고 허전한 마음이 찾아올 때 선글라스는 우리 모두에게 눈 보호로 밝은 세상을 만들어 줄 겁니다. 선글라스는 우리의 눈을 보호하는 소중한 것입니다. 대우받을 권리와 자격이 있습니다. 선글라스는 보통이 아니지요. 눈 사랑으로 백 세 눈 건강 시대를 이루어 내는 소중하고 귀중한 우리의 필수품입니다.

이렇게 되니 선글라스에게 사랑을 줄 수밖에 없을 것 같습니다.

우리의 눈 보호와 눈 건강을 위해서 오늘도 헌신적으로 봉사하고 자기 자리에서 벗어나지 않으며 착용하는 우리를 위해서 자외선, 먼지, 바람, 돌 튀는 것, 나뭇가지 등으로부터 우리 모두를 지켜내는 모습은 칭찬받을 만합니다.

저는 정직하고 성실한 선글라스를 사랑합니다. 선글라스 착용은 자외선으로부터 우리의 소중한 눈을 지켜내고 더 나아가 백 세 눈 건강 시대를 만들어 낼 수 있습니다. 우리의 작은 실천으로 백 세 눈 건강 시대를 이루는 그날을 위해서 우리 모두를 홍보대사로 위촉합니다.

우리와 지구인을 위해서 뜻깊은 봉사를 한다는 즐거운 마음으로 선글라스 홍보대사 역할을 즐겁게 수행하여 주실 것을 기대하며 선글라스 홍보대사의 위대한 탄생을 기념하고 축하드립니다. 홍보대사의 위촉일은 『선글라스 끼숑(KKISONG)』의 출판일로 하도록 하겠습니다. 우리가 바로 선글라스 홍보대사라는 자부심과 책임감으로 선글라스 홍보대사로서 눈 사랑으로 밝은 세상을 만들어 가는 데 중추적인 역할을 하기를 기대합니다.

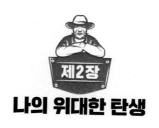

제2장
나의 위대한 탄생

♠ 나의 보물 1호는?

참 멋지면서도 결정하기 참 어려운 나의 보물 1호는 무엇일까요. 누구나 자기 생각과 이념에 따라서 예상하는 다양한 보물이 많으리라고 생각합니다.

건강하고 행복한 아름다운 삶을 만들어 가기 위해서는 건강관리를 우선해야 합니다. 건강관리에는 남녀노소가 없으며 자신에게 맞는 다양한 운동 요법을 선택하여 관리하는 것이 좋습니다. 마음까지도 다스릴 수 있는 방법을 병행한다면 심신을 단련하는 데 가장 좋은 방법일 겁니다. 우리 삶의 기본이 건강이라서 그런가 봅니다. 건강이 최고이며 건강이 나를 움직일 수 있는 원동력이기 때문입니다.

다양한 분야로 나누어 바라보면 여러 가지 보물이 우리 주변을 거닐고 있습니다. 막상 다른 사람이 나에게 "선생님께서는 보물 1호가 무엇이냐?"라고 질문하면 바로 대답하기가 쉽지 않을 겁니다. 자신, 가족, 건강, 돈, 친구 등 모든 것을 나열하기는 쉽지 않을 겁니다. 특히 딱 하나만 고른다면 망설임 없이 선택하실 수 있겠습니까. 다양한 지인분들과 인간관계를 유지하는 것도 복잡한 관계의 연속선상에 있는데, 한 분을 선택하라면 그렇게 간단한 문제가 아닐 겁니다. 참으로 어려운 질문이며 답하기 참으로 어려운 보물 1호, 찾기가 힘들지 않겠습니까. 그러나 너무나 걱정하지 마세요. 아주 편안하게 판단할 수 있는 기준이 있으니까요. 그 기준은 뭐니 뭐니 해도 건강이라고 생각합니다. 건강해야 또 다른 부분들을 채워 갈 수 있지 않을까요. 아름다운 삶은 건강이 뒷받침되어야 이룰 수 있다고 생각합니다.

이제 우리는 보물 1호를 건강으로 선택해서 아름다운 삶을 멋지게 설계하고 살아가신다면 다른 세상은 얼마든지 우리의 노력 여하에 따라서 성취할 수 있다고 감히 말씀드립니다. 여러분의 삶의 목표는 무엇인가요. 이런 질문을 들으면 이것 또한 가슴을 답답하게 할 겁니다. 용기와 박력으로 자신 있게 목표를 정확하게 큰소리로 말씀하실 수 있을까요.

성공은 포기하고 싶을 때 자신을 이겨낸 사람에게 돌아오는 인생의 선물이라고 합니다. 이는 제가 오래전부터 자기 암시하듯 저를 훈련시킨 저만의 삶의 목표였습니다. 현재는 어느 정도는 이루었고 또 다른 목표인 나눔과 봉사를 목표로 우리를 위해서 『선글라스 끼송(KKISONG)』 책을 한 글자씩 써 내려가고 있습니다. 이제는 그

동안 받기만 하고 살아온 삶에서 나누고 베풀며 봉사하는 삶을 살아가기 위해 우리 모두가 공감하고 혜택을 받으실 수 있는 분야를 선택하여 묵묵히 선글라스의 소중함을 수없이 글로 표현하고 있습니다. 이러한 것들은 건강한 몸과 건강한 마음이 함께할 때 가능한 일입니다. 잠시 쉬어 가면서 보물 1호인 건강을 강조하기 위해서 우리 인생의 목표는 무엇이고, 내가 지금 누구를 위해서 무엇을 하고 있는가에 대하여 살펴보았습니다.

우리 모두는 소중한 보물입니다. 그 보물을 잘 관리하는 것은 우리 자신의 몫입니다. 이는 다른 사람에게 의존할 수도 없으며 다른 사람의 힘을 빌릴 수도 없는 일입니다. 트레이너의 지도는 받을 수 있겠네요. 우리의 소중하고 건강한 보물은 스스로 관리하고 단련하고 사랑할 때만 찾아오는 소중한 것입니다. 건강은 건강할 때 지키라고 하지 않습니까.

우리의 건강은 매우 중요합니다. 다음으로 우리의 눈 건강에 대하여 살펴볼까 합니다. 밝은 세상을 만들 수 있다는 큰 행복을 위해서 말입니다. 하나 더, 야외 활동 시에는 선글라스를 반드시 착용하시는 습관을 가져 보세요. 착용만으로도 행복한 세상을 만들어 드릴 겁니다. 선글라스는 우리의 생활필수품이며 착용은 필수입니다.

우리가 조금만 신경 쓰고 선글라스 착용의 생활화·습관화를 지
킨다면 이는 우리에게 가장 소중한 보물 1호를 지켜내는 길입니다.
멋진 인생과 아름다운 삶을 위해서 존경하고 사랑하는 마음을 행
동으로 옮길 때 무엇이 올까요. 건강한 삶을 약속받습니다. 선글라
스의 착용은 의무가 아니라 필수이며 나를 위하고 내 주변까지 눈
건강의 의무를 다하는 멋진 실천입니다.

♠ 폭풍우와 선글라스

요즘은 우기 장마철에 계절적으로 어김없이 찾아오는 비는 농작
물에 큰 피해를 주고, 우리 일상생활에도 많은 불편함과 피해를 주
곤 합니다. 늘 그러는 것은 아니지만, 오늘은 비바람이 거센 것을
뒤로하고 걷기 위해서 선글라스를 착용하고 한 손에는 큰 우산을
들고 늘 걷는 코스를 따라서 이동하기 시작했습니다.

아니니 다를까, 거센 바람은 우산을 뒤틀리게 하고 어느 정도 걷
다 보니 어느덧 저의 온몸은 비로 인하여 젖어버렸습니다. 그 모습
을 보면서 지금 뭐 하는 건지 의문이 들었습니다. 운동을 위해서
걷기라도 하려고 했는데 말입니다. 그래도 비 오는 날에 선글라스
를 착용한 제 모습은 왠지 어울리지 않았지만, 그때 선글라스 착용
으로 인하여 좋은 점을 발견하게 되는 순간에는 참 행복했습니다.

이런 것을 소소한 행복이라고 할까요. 비바람에 나의 옷은 젖었지만, 비바람에 나의 눈을 보호하는 선글라스의 고마움과 소중함을 알게 되었습니다. 폭풍우와 선글라스의 아름다운 조화는 누구에게나 찾아오는 것이 아니라 관심을 갖고 착용한 사람에게만 찾아오는 소소한 행복입니다. 폭풍우와 함께 느끼는 선글라스의 참맛은 맛있는 음식 위에 뿌리는 깨소금 같습니다. 비가 오나 눈이 오나 바람이 부나 강한 햇볕에서도 우리의 눈을 보호하기 위해서 역할을 다하는 선글라스, 그 선글라스를 전천후 보호막으로 강력하게 추천합니다. 물론 오늘 저와 함께한 우산도 대단한 역할을 해준 것이 고맙고 감사했지요. 그러나 우산이야 훼손되면 버리고 신제품으로 구매하면 되는 것이고, 옷과 운동화는 세탁하여 다음에 착용하면 되는 것이고. 몸이야 시원하게 샤워하면 되는 것이지요.

그러나 하필이면 비 오는 날 왜 선글라스를 착용하냐고 하실 수 있습니다. 저는 강한 비바람 속에서 선글라스의 소중함을 다시금 알게 되었습니다. 강한 비바람에도 선글라스 덕분에 걷는 데는 전혀 불편함이 없었습니다. 앞을 똑바로 바라보고 갈 수 있다는 사실에 기분이 좋았습니다.

선글라스 착용. 천만 번 더 들어도 좋은 생각이라고 말씀드리고자 합니다. 좋은 것은 나누고 나눠야 좋은 것입니다. 우리는 무엇을 추구하고 무엇을 바라보면서 무엇을 위해서 하루 동안 그렇게 열심히 생활하고 있나요. 더 나은 행복을 위해서 그렇습니다. 지금보다 더 나은 미래의 행복을 위해서 오늘도 열심히 일하고 있지 않습니까. 막연한 저의 생각이 아니라, 우리의 삶의 자체가 더 높은 곳을 향하여 열심히 노력하는 지금 우리의 모습이야말로 아주 멋진 모습입니다.

우리 한번 돌이켜 보았으면 합니다. 누구든 비바람과 폭풍우에 밖으로 나가기란 그렇게 쉽지 않은 결정일 겁니다. 우리 모두 느끼고 경험한 일들이 아닌가요. 그러나 시작은 어렵지만, 운동이 끝날 무렵에 찾아오는 기쁨이 있습니다. 뭐라고 표현하면 제일 좋을까요. 행복해. 행복하지 않으시던가요. 저는 오늘 너무나 행복했습니다. 비바람에 옷은 젖었지만, 선글라스 덕에 저의 눈은 그나마 밝은 세상을 바라보면서 걸었으니 이보다 더 큰 행복한 일이 어디에 있겠습니까. 자연과 함께 즐기시면서 알게 되는 작은 행복은 누구에게나 오는 것입니다. 우리의 작은 희망은 어디에서 올까요. 무엇이든 자신이 스스로 관심을 가지고 노력하고 찾아야 오는 것입니다.

폭풍우와 선글라스. 일반적인 생각으로는 현실과 동떨어진 행동일 겁니다. 사고의 전환이 필요합니다. 나를 변화시키는 것은, 나를 발전시키는 시작이며, 뜻을 이뤄내는 것입니다.

자연환경에 맞서서 우리의 눈 보호를 위해서 선글라스 착용은 필수입니다. 한번 착용해 보세요. 재미가 솔솔 생길 겁니다. 자외선과 폭풍우로부터, 우리의 눈 보호와 눈 건강으로 아름답고 행복한

세상을 만들어 가기 위해서 우리 모두의 적극적인 착용과 실천을
기대합니다.

♠ 좋은 습관, 좋은 결과

사람이든, 자연이든, 물건이든 자신의 역할과 기능이 주어져 있으
며 역할과 기능을 성실히 정직하게 수행하고 있을 때 그 역할과 기
능의 성과가 나옵니다. 역할의 중요성입니다. 사람도 어느 분야에
서 어떠한 일을 하든 그 분야에 대한 전문가의 역할을 성실하고 정
직하게 수행하고 있기 때문에 정상적인 사회가 행복하게 돌아가고
있는 것은 아닌가 생각합니다.

그 역할의 소중함은 한번에 즉시 빨리 이루어지는 것이 아닙니
다. 용도에 맞게 꾸준히 생활의 습관화가 될 때 서서히 나타나는
소중한 결실입니다. 나 자신이 어떠한 목표를 가지고 있으며, 얼마
만큼 노력하느냐에 따라서 좋은 결과가 나온다고 합니다. 일상생
활에서 나의 작은 좋은 습관이 생활화로 이어질 때 큰 효과가 오는
것입니다.

우리는 자신을 위해서 무한의 경쟁 속에서 살아남기 위해서 자
신만의 노하우를 누구나 가지고 있습니다. 노하우의 궁극적인 목
적은 남을 이겨내는 것을 넘어서서 더 나아가 나를 발전시키고, 성
장시키는 원동력입니다. 끊임없는 노력과 올바른 생활습관, 지칠

줄 모르는 열정은 우리를 변화시켜 지금보다 더 나은 곳으로 인도하는 것입니다. 그곳은 성공(成功)입니다.

남을 이길 수 있는 경쟁에서 유력한 수단이 될 수 있는 정보나 경험을 가지고 계신다면, 다른 사람보다 그 분야에서는 먼저 좋은 결과를 나타내고 성공할 수 있는 것입니다. 자연의 섭리로 따지면 자연계를 지배하고 있는 원리와 법칙을 말합니다.

자연의 질서인 순리에 따라야 하고 자연을 늘 섬기는 것은 우리모두가 실천해야 할 기본 과제입니다. 자연을 겸허히 받아들이고 그 소중함을 깨닫고 잘 관리하고 보존할 때 그 가치는 높아집니다. 그러나 지금은 그 가치를 도외시하여 오존층 파괴, 지구 온난화로 인해 자외선으로부터 직접적인 피해가 발생하고 있습니다.

자외선으로부터 우리를 지켜내기 위해서는 자외선 차단을 위한 실천을 해야 할 때이며, 그 작은 실천은 선크림·양산과 선글라스가 절실히 필요한 때입니다. 그 중에도 아직 생활화, 습관화가 미흡한 선글라스가 생활필수품으로 자리 잡기 위해서는 우리 모두의 참여와 노력이 있어야 가능한 일이며 밝은 세상을 만들어 낼 수 있습니다.

자외선으로부터 우리를 지키고 우리의 사랑스러운 분들까지도 보호할 수 있는 방법이 있다면 반드시 실천해야 할 필수사항일 것입니다. 즉, 선크림 및 양산의 사용과 선글라스의 착용은 나를 지켜내는 것입니다. 이는 나의 작은 실천으로부터 시작됨을 잊지 마시고 아름답고 건강한 삶을 위해서 실천하고 노력하세요. 그 선물은 눈 건강입니다.

우리 모두가 또 하나 실천해야 할 과제는 자연을 자연의 위치로 되돌리는 것입니다. 인간으로서 그동안 너무나 편리성을 위해서 이기적으로 살아온 것이 아닌지 되돌아보고 자연을 지키기 위해서 일회용품 자제, 대중교통 이용, 쓰레기 줄이기 등으로부터 시작하여 조상이 물려주신 자연을 그대로 후손에게 물려주어야 할 책임이 있습니다.

자연의 소중함을 이제야 알게 되었지만, 지금 실천해도 늦지 않은 좋은 행동입니다. 자연을 사랑하고 아끼듯이 자신을 아끼고 좋은 습관으로 노력할 때 좋은 결과가 찾아옵니다. 늘 밝은 마음으로 더 높은 곳을 향하여 오늘을 열심히 즐겨보세요. 우리 모두의 앞에 뜻한 대로의 행복이 널리 펼쳐질 겁니다.

♠ 당신이 최고야

오늘 이야기의 주인공은 선글라스입니다.
선글라스는 묵묵히 아무런 말도 없이 찾으면 "네, 주인님." 하고 대답합니다. 그러나 찾지 않으면 온종일 집이나 차 안에 머물면서 언제나 찾아줄까 변함없이 우리만 기다립니다. 어쩜 아무런 말도 없이 그렇게 기다릴 수 있을까요. 그 대단한 선글라스가 오늘의 주인공입니다.

물론 그렇다고 해서 우리의 사랑을 듬뿍 받는 것도 아닌 것 같습니다. 그런데도 불구하고 변함없는 그의 모습에서 배울 점이 있다면 은근과 끈기가 아닌가 싶습니다. 저는 대단한 은근과 끈기를 가진 선글라스를 사랑합니다. 선글라스와 대화를 할 수는 없지만, 사랑하면 사랑을 받을 수 있다는 희망이 생기는 것은 무엇일까요. 평소에는 아무 말이 없지만, 햇볕과 비바람에 맞서게 되면 우리의 눈을 자외선과 자연환경으로부터 지켜내기 위해서 온 힘을 다하는 그의 당당한 모습은 충분히 사랑받을 자격이 있습니다.

우리는 소중하고 대우받을 권리가 있습니다. 세상에 어느 것 하나 소중하지 않은 것이 어디에 있겠습니까. 우리의 소중한 눈을 지켜내기 위해 오늘도 아무 말 없이 우리의 곁에서 우리가 찾든 말든 오로지 외길을 걸어가는 그의 아름다움은 무엇으로 칭찬해야 할까요. 칭찬받을 만한 가치가 있는 그를 사랑하는 마음을 가질 때 우리를 지켜주는 것에 대한 감사와 고마움을 아시게 될 겁니다.

다른 것이 나를 지켜준다는 것은 참으로 고마운 것입니다. 우리의 눈을 지켜주는 그를 위해 우리가 할 수 있는 것은 사랑으로 감싸주고 하루하루 사랑을 듬뿍 담아서 그 사랑을 보내 주는 것입니다. 착용 후 잊지 말아야 할 것은 먼지, 땀으로부터 오염된 부분을 클리너로 깨끗하게 닦아주고 보관함에서 쉴 수 있도록 배려하여 주는 것입니다. 그렇게 해 주면 그는 최고의 서비스로 자외선과 자연환경으로부터 우리의 소중한 눈을 언제든 지켜낼 겁니다.

당신이 최고야.

우리 자신도 다른 사람이 "당신이 최고야."라고 말해 주거나 칭찬해 주면 그보다 행복한 일이 어디에 있겠습니까. 나를 최고라고 불러주는 사람은 그 사람도 최고입니다. 사람의 마음에 사랑이 가득해야 다른 사람을 사랑할 수 있다고 합니다. 듣기만 해도 좋은 '사랑'. 나의 작은 실천이 큰 사랑을 만들어 낼 수 있으며 모든 것은 우리의 실천으로부터 시작됩니다.

우리가 서로 존경하고 사랑하듯이 선글라스까지 사랑하고 있는 지금이 더 행복하실 겁니다. 베풀고 나누는 아름다운 삶은 많은 분에게 희망과 사랑으로 남는다는 사실을 꼭 기억하셨으면 합니다. 나누고 베풀며 살아온 삶 속에서 잠시 쉬어가면서 자신을 존경하고 사랑 한번 해 보세요. 다른 사람에게 받는 것보다 더 큰 행복을 느낄 수 있을 겁니다. 자신에게 "존경하고 사랑해. 함께할 수 있어서 행복하단다."라며 시간이 있을 때마다 가끔 칭찬해 주면 몸과 마음이 사랑을 품을 겁니다.

오늘의 주인공인 선글라스도 사랑으로 품어주세요.

선글라스의 깊은 사랑을 받아주시고 착용하시는 당신이 최고입니다.

사랑은 받는 것이 아니라 주는 것이라고 하지요. 사랑을 줄 수 있다는 것은 이미 나에게도 사랑이 가득하다는 것입니다. 우리 함께 소중한 눈을 지켜주는 선글라스의 깊은 사랑을 마음껏 받아서 눈 건강으로 많은 것을 바라보면서 건강하고 행복한 삶을 만들어 갔으면 합니다. 좋은 선택이 좋은 결과를 가져온다고 합니다. 선글라스와 끝까지 함께하면서 많은 행복만 만드시고 눈 건강으로 밝은 세상을 만들어 가는 길, 그 길이 최고입니다.

♠ 금고

금고라! 사전을 찾아보면 금고는 화재나 도난을 막기 위해서 돈, 귀중한 서류, 귀중품 따위를 간수하여 보관하는 데 쓰는 것이라고 되어 있습니다. 이외에도 액세서리, 시계, 마스크, 젖병, 이불, 유치, 안경, 선글라스 등 다양한 보관함이 많습니다. 그러나 이제는 좀 다른 관점에서 말씀을 드리고자 합니다.

'엉뚱하게 뭔 금고야?' 하시는 분들도 있을 수 있습니다. 우리의 삶에서 돈보다 더 귀한 것이 무엇일까요. 우리의 관점에 따라서 다를 수 있지만, 돈보다 더 귀한 것은 '건강'이 우선순위 아닐까 합니다. 건강, 친구, 돈이라고 하지 않나요. 그만큼 우리의 건강은 소중하기에 반드시 지켜내야 합니다.

좀 엉뚱한 발상이라고 할 수 있으나 우리의 눈 보호와 눈 건강을 지켜주는 선글라스를 금고에 보관하시면 어떨까요. 아마도 많은 분이 헛웃음을 지으실 겁니다. 기가 막힌 일입니다. 그러나 이는 그만큼 우리의 눈 보호와 눈 건강이 소중하다는 것을 표현한 것입니다. 저는 선글라스가 그만한 가치와 대우를 받을 권리가 있다고 여기기에 강력하게 추천합니다. 선글라스가 우리의 삶에서 어떠한 대우를 받으며 얼마만큼 대우를 받고 있는지는 통계가 없어서 말씀을 드리기는 곤란하지만, 최소한의 관리는 필요하다고 생각합니다.

선글라스는 일상생활 후 귀가하여 차에다 방치하거나 집의 한적한 곳에 던져버리고 필요할 때만 찾아서 쓰는 그런 물건이 아닙니다. 우리의 눈 건강을 지켜주는 귀중품 같은 소중한 선글라스. 이제는 우리와 함께하는 생활의 필수품이라고 다시 한번 강조하며 사랑을 듬뿍 담아서 애용하여 주시기 바랍니다.

세상은 빠르게 변화하고 있으며 우리는 그 변화에 빠른 적응이 필요할 때입니다. 생활필수품인 선글라스에 대한 인식의 개선과 우리의 관심과 착용이 꼭 필요합니다. 선글라스는 대체품이 없습니다. 에어컨의 경우 고장이나 설치하지 않은 경우에는 선풍기를 사용하시면 됩니다. 그러나 선글라스는 대체품이 없습니다. 그것이 단점이라면 단점이지만, 오히려 강점일 수도 있습니다. 생활필수품에서 더 나아가 애장품으로 여길 수 있다는 것은 그만큼 우리에게 꼭 필요한 선글라스의 위상이 높아진 것이라고 말씀드리고 싶습니다. 우리의 눈 건강을 위한 선글라스, 참으로 멋지고 사랑합니다.

금고라는 표현에 대하여 좀 과장된 것이 아닌지 하시는 분들도 있겠지만, 건강, 특히 우리의 눈 보호를 위한 것은 아무리 강조해도 지나친 것이 아니지요. 앞으로 우리의 생활필수품을 금고에 보관하는 돈, 귀중한 서류, 귀중품과 동급으로 인정해 주시고 더욱더 많은 사랑을 베풀어 주세요.

그 베풀어 주신 은혜에 선글라스는 반드시 보은할 것입니다. 눈 보호를 위한 일에 열정을 가지고 비가 오나, 눈이 오나, 햇볕이 강하게 내리쬐어도, 자기 자리를 묵묵히 지켜 낼 것으로 확신합니다. 여기서 또 한 가지가 더 있습니다. 귀가 후 착용하신 선글라스는 클리너로 깨끗이 닦아주시고 금고에서 쉴 수 있도록 자리를 마련하여 주시면 그는 기분 좋은 마음으로, 내일은 한층 더 밝은 모습으로 자외선으로부터 우리의 눈을 지켜낼 것입니다.

♠ 그늘과 바람

그늘과 바람은 계절에 따라 상반된 영향을 줍니다. 여름에는 우리에게 시원함을 선물로 주는 자연의 고마움 그 자체입니다. 서재에서 책을 쓰고 있는 지금 창문을 활짝 여니 시원한 바람이 기분을 상쾌하게 하고 몸마저 시원함에 빠지게 합니다. 이처럼 그늘과 바람은 햇볕에 지친 우리에게 휴식을 제공하고 활력을 넘치게 하는 힘과 사랑이 있습니다.

그늘과 바람은 서로가 제일이라고 이야기하지만, 나름의 좋은 점과 나쁜 점이 있을 수 있습니다. 그늘은 지친 우리 모두에게 햇볕으로부터 잠시 쉴 수 있는 쉼터가 되지만, 음지에 있는 식물들은 햇볕을 받지 못해 성장이 더디거나 멈출 수밖에 없는 뼈 아픈 일들도 있을 수 있습니다. 바람은 창문을 열면 불어오는 솔솔바람과 같이 몸과 마음의 피로를 풀어주기도 하지만, 금년과 같이 긴 장마에 강한 바람은 큰 피해를 남기고 아무 일도 없었던 것처럼 그냥 떠나버리는 존재가 되기도 합니다.

우리는 그늘과 바람이 되어 지친 분들에게는 쉼터가 되고자 합니다. 움츠리고 있는 분들에게는 희망과 용기를 담은 사랑의 바람을 드리고자 합니다. 현재가 힘들다고 해서 밝은 미래가 없을까요. 삶이 힘들고 지칠 때 그늘로 오세요. 잠시 모든 것을 내려놓고 쉬시면서 아름다운 우리네 삶을 돌이켜 보고 설계하여 힘찬 바람으로 지금보다 더 큰 희망과 목표를 위해서 힘찬 발걸음을 내딛는 우리가 되었으면 합니다.

서로에게 희망과 용기를 줄 수 있는 그늘과 바람이 되겠습니다. 우리는 할 수 있습니다. 그늘과 바람 같이 때로는 잠시 쉬어 가는 휴식의 쉼터가 되는 것 말입니다. 햇볕의 무더위 속에서 솔솔바람으로 몸과 마음을 시원하게 하듯이 힘들고 지친 우리 모두에게 희망과 용기를 베풀면서 밝은 세상을 만들어 가는 것보다 더 좋은 것이 어디에 있겠습니까. 그늘과 바람은 계절에 따라서 양면성을 가지고 있습니다. 여름의 그늘은 햇볕에서 잠시 쉴 수 있는 쉼터의 역할을 해 주고 바람은 몸과 마음의 피로를 풀어주는 데 나름대로 제 역할을 다합니다. 그러나 겨울의 그늘과 바람은 우리에게 달갑지 않은 손님에 불과하고 대우를 받지 못하며 모두 그늘과 바람을 피할 수만 있다면 피합니다. 인간과 자연의 조화는 오묘한 부분이 많습니다. 인간과 자연이 조화를 이루어야 합니다. 인간이 자연으로부터 무언가를 얻기 위해서는 자연을 섬기는 것이 무엇보다 중요합니다. 그늘과 바람은 쉼터가 되어 우리의 몸과 마음의 피로를 풀어주어 활력을 주기에 늘 감사하고 고마워해야 합니다.

자연은 우리에게 많은 것을 주면서 즐거워하고 행복해합니다. 자연이 우리를 사랑하듯이 우리도 함께 존경하고 사랑하면서 밝은 세상을 만들어 갔으면 합니다. 우리 모두는 하나이며, 무엇이든 할 수 있으며, 우리의 목표가 무엇이라도 이뤄낼 수 있는 힘이 있습니다. 그늘과 바람을 통해서 자연의 소중함을 아시게 되는 좋은 기회가 되었으면 합니다. 자연으로부터 받는 기쁨과 활력은 우리 모두에게 배려와 말없이 건네주는 사랑에 대하여 일깨워 줍니다.

우리가 지치고 힘들 때 잠시 쉬어갈 수 있는 쉼터의 역할은 좋은 일입니다. 사랑은 나눔으로써 성장한다고 하지 않습니까. 서로에게 존경과 사랑을 나누면서 그 힘으로 희망찬 내일을 만들어 가는 것은 기분 좋은 일입니다. 나의 작은 실천이 지친 분들에게 용기와 희망이 되어 날아간다는 것은 사랑받을 만한 실천입니다. 여러분은 지금 강한 햇볕 아래에서 어디에 머물고 계시며 자외선을 멀리하기 위한 '썬~글라스'를 착용하셨는지 궁금합니다. 선글라스 끼솽, 꼭 잊지 마세요.

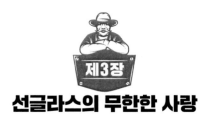

선글라스의 무한한 사랑

♠ 식을 줄 모르는 사랑

영원한 사랑에 대하여 어떻게 생각하고 계시나요? 우리에게 영원한 것이 존재하고 있는지 괜히 궁금증이 생기는 것은 무엇 때문일까요. 무엇인가가 영원하고 변함없이 나를 지켜줄 거라는 착각 때문에 현재의 행복과 사랑을 잊고 있는 것은 아닌지 곰곰이 생각해 볼 필요가 있습니다. 영원한 사랑보다는 식을 줄 모르는 사랑으로 이 여백을 채워 갈까 합니다.

식을 줄 모르는 사랑은 어디에서 누구에게로 오는 것일까요. 따끈한 사랑은 누구에게나 듣기 좋은 말이자 희망과 용기를 줍니다. 이런 사랑이야말로 나만의 아름다운 잊지 못할 사랑으로 남지 않을까요. 우리에게 소중한 다른 사람을 위해서 따끈한 사랑을 나눔으로써 잊지 못할 행복을 만끽하시는 것은 선택이라기보다는 그동안 우리가 자연스럽게 받은 사랑으로부터 나오는 사랑이 사랑을 낳게 하는 과정, 소중한 우리의 넘치는 정이 아닌가 싶습니다.

선글라스의 무한한 사랑을 느껴 본 적은 있으신가요? 무한 사랑. 식을 줄 모르는 사랑. 선글라스는 우리가 관심을 갖고 있든, 아니든, 사랑을 주든, 말든 자연환경과 자외선으로부터 우리의 눈 보호를 위해 모든 것을 내려놓고 우리를 위해서 1년 내내 헌신적으로 봉사합니다. 지치는 모습도 없이 행복한 모습으로 우리의 밝은 세상을 위해서 식을 줄 모르는 사랑을 베풀어 줍니다. 이것이 무한 사랑의 힘이고 착한 실천입니다.

선글라스가 베풀어주는 사랑을 가슴 속 깊이 담아 그를 아끼고 사랑해야 합니다. 선글라스에게서 받은 사랑과 헌신적인 희생에 감사하면서 우리의 눈 보호를 위해서 수고하는 그를 위해 우리의 사랑을 듬뿍 담아 드립니다. 앞으로도 외출하거나 야외 활동 시에는 깜빡하지 마시고 외롭게 만드는 것이 아니라 언제든 선글라스와 함께하여 희망과 용기를 주세요. 선글라스는 우리와 함께할 수 있어서 행복하고 식을 줄 모르는 더 큰 사랑을 베풀면서 더욱더 행복한 미소로 내일을 약속할 겁니다.

선글라스가 우리에게 자연환경과 자외선으로부터 눈 보호뿐만 아니라 식을 줄 모르는 사랑을 준다는 것은 우리의 깊은 사랑이 넘쳐나기 때문이고 그 사랑으로 밝은 세상을 만들어 가는 것입니다. 오늘날 자외선으로부터 눈 보호와 눈 건강을 위해서 많은 분이 선글라스를 착용합니다. 그러한 거리의 모습은 생동감이 있고 눈 건강을 위한 소중한 선택이자 바른 생활입니다.

선글라스에 대한 변함없는 사랑으로 우리의 소중한 눈을 보호하고 눈 건강을 지켜낼 때 선글라스의 모습을 한번 상상해 보세요. 선글라스는 함박웃음과 너털웃음을 지으며 행복하다고 한동안 웃을 겁니다. 늘 밝은 웃음으로 서로 아끼고 존경하고 사랑하면서 지치지 않는 식을 줄 모르는 사랑, 그 사랑을 서로에게 나눔으로써 찾아오는 밝은 세상을 만들어 갔으면 합니다.

세상에서 가장 아름다운 삶은 나눔과 희생이라고 합니다. 우리 함께 식을 줄 모르는 사랑으로 행복하고 건강이 넘치는 아름다운 세상을 만들어 가면서 선글라스의 무한한 사랑, 식을 줄 모르는 사랑을 꼭 한번 느껴 보시기 바랍니다. 아무런 조건 없이 사랑을 받을 수 있다는 것은 기분 좋은 일이며, 잊을 수 없는 사랑이 됩니다. 자연환경과 자외선, 먼지, 바람 등으로부터 우리의 소중한 눈을 보호해 주는 것보다 더 큰 사랑이 어디에 있을까요. 선글라스의 무한 사랑을 받을 수 있는 우리는 행복한 사람입니다.

♠ 사랑은 일방통행

사랑은 베풂으로써 행복해지고 상대방의 밝은 표정과 흐뭇해하는 모습을 바라볼 때 더욱더 행복하다고 합니다. 사랑을 받는 것과 같이 즐겁고 기분 좋은 일이 어디에 있겠습니까. 우리 많은 사랑을 가족뿐만 아니라 서로 사랑을 나누면서 밝은 미래가 함께하는 희망차고 사랑이 넘치는 밝은 세상을 만들어 갔으면 합니다.

　사랑과 행복이 넘치는 세상, 밝은 웃음과 미래를 위한 힘찬 도전과 성공을 이루어 내는 세상을 만들어 가면 어떨까요. 사랑이 자신뿐만 아니라 이웃에게 희망과 용기를 준다는 사실을 기억해 주세요. 그 사랑이야말로 지금 우리에게 꼭 필요한 사랑입니다. 무언가에게 베풂으로써 희망과 용기를 줄 수 있는 것, 이보다 소중한 것이 어디에 있을까요. 사랑은 일방통행이어도 좋습니다. 많은 사랑을 즐겁게 나누면서 여러분도 행복해질 겁니다. 조건 없이 나눔과 줌으로써 찾아오는 소소한 행복과 같이 멋진 행복이 어디에 있을까요. 소소한 행복이 가득한 사랑은 용기와 힘으로 희망찬 내일을 만들고 그 희망과 용기는 밝은 세상을 만들어 줍니다. 무엇이든 찾아야 찾을 수 있듯이 우리가 무엇을 위해 향해 가고 있는지에 따라서 작은 희망이 더 큰 결실을 맺을 수 있지 않을까요. 하고자 하는 용기만 있다면 가능한 것입니다. 생각만으로 멈추는 것이 아니라 모든 것은 하고자 하는 마음에서 행동으로 옮길 때 이뤄지는 것입니다.

　일상생활에서 늘 "사랑해요. 당신은 꼭 필요한 분입니다."라는 말을 매일 듣고 업무를 시작한다고 상상해 보세요. 상상만으로도 "나는 행복해!"라는 함성이 나올 겁니다. 그만큼 어디서든 사랑의 힘은 누구에게나 가슴속 깊이 전달되어 창의적이고 긍정적인 아이디어를 창출하고 업무 능률 향상과 생활의 활력소가 되어 희망과 용기를 준다고 합니다.

　한편으로, 사랑의 일방통행에도 원칙이 있다는 사실에 대해서는 어떻게 생각하세요. 저는 한여름날 외손주하고 놀던 중에 아내가 "우리 강아지~" 하고 딸을 키울 때 했던 사랑의 표현 방식을 사용하니 외손주가 "외할머니, 강아지가 뭐야?"라고 대뜸 이야기하는 것을 보면서 시대에 맞는 사랑 표현의 필요성을 알게 되었답니다.

　사랑과 칭찬은 자라나는 어린이에게뿐만 아니라 모든 사람에게 좋은 결과를 가져온다고 합니다. 사랑 표현의 변화, "어쩌면 그렇게 멋지니? ○○야. 너는 멋진 청년이 될 거야. 미래가 보여. 성공할 수 있어. 힘내!" 등 다양한 사랑의 표현이 그를 멋진 청년으로 성장하게 하고 그가 뜻한 바를 이루게 할 겁니다.

　이것이 바로 사랑의 일방통행의 큰 힘이 아니겠어요. 나눔과 줌으로써 행복을 느끼는 사랑, 이보다 큰 행복이 어디에 있겠습니까. 마음을 담아 누구에게나 밝은 모습과 진정한 마음으로 "사랑해."라고 말할 수 있는 현실이 있다면 마냥 즐겁지 않으신가요. 사랑의 일방통행은 나로부터 가족에게로, 더 나아가 주변의 모든 분들에게로 점차 나아가는 촛불과도 같은 것입니다.

　촛불은 나를 태워서 세상에 빛을 전한다고 합니다. 우리 함께 나부터 사랑을 나눔으로써 오는 행복을 모든 분에게 나눠드리면서 사랑의 일방통행에 동참하여 함께하면 좋겠습니다. 그럴 때 행복하고 사랑이 넘치는 밝은 세상, 아름답고 희망과 꿈이 넘실대는 세상을 만들 수 있습니다. 자연환경에 맞서서 우리가 함께 꼭 실천해야 할 사랑은 무엇일까요. 바로 눈 사랑입니다. 눈 사랑, 함께 실천해요.

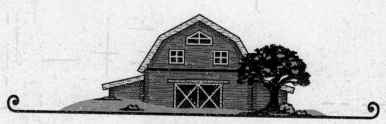

PART V

선글라스는
생활필수품

선글라스는 생활필수품입니다. 앞으로도 계속 즐겁게 착
용하기 위한 다양한 소재로 유익하게 소개해 드리고자
합니다. 이 책의 내용을 몇 번이고 반복해서 읽으면 여러
분도 선글라스를 사랑하시게 될 겁니다. *끼숑(KKISONG)!*
잊지 마세요.

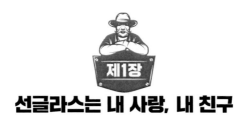

제1장
선글라스는 내 사랑, 내 친구

♠ 선글라스를 왜 착용하시나요?

요즘에는 과거와 달리 햇볕이 강하여 외출할 때는 자외선으로부터 눈 보호를 위해서 선글라스가 필수입니다. 그러나 많은 분이 불편하고 주변을 의식하여 선글라스 착용을 멀리하시는 경우가 많다고 합니다. 다른 사람을 위한 것이 아니라 나를 위해서, 나의 눈 보호와 눈 건강을 위해서 선글라스는 반드시 착용해야 합니다. 특히 자외선뿐만 아니라 먼지, 바람, 돌 튀는 것, 나뭇가지 등으로부터 눈 보호를 위해서 필수입니다.

우리 신체에서 중요하지 않은 부분이 어디에 있겠습니까. 그만큼 우리의 신체는 소중하고 중요하며 건강관리에 많은 관심과 노력이 필요합니다. 그리고 그중에서도 자연환경과 자외선으로부터 눈 보호를 위해서는 선글라스가 필수품입니다. 없으면 불편하고 꼭 필요하며 반드시 착용해야 하는 우리의 눈을 지켜주는 선글라스. 선글라스는 착용하는 것만으로도 눈을 보호할 수 있다고 합니다.

이제 선글라스가 사치품이라는 인식에서 벗어날 때가 되었습니다. 선글라스를 멋지게 착용하고 멋을 내면서 자외선으로부터 우리의 눈을 보호하고 눈 건강까지 지킬 수 있다면 감사한 일 아닌가요. 눈 건강을 지켜주는 선글라스. 이제는 우리가 그를 사랑하고 아껴야 할 때입니다. 애장품으로 잘 관리하고 렌즈뿐만 아니라 나사의 조임까지 꼼꼼하게 확인하여 선글라스가 제 성능을 100% 발휘할 수 있고 착용에 불편함이 없도록 자주 닦아주고 조이고 관리하셔야 합니다. 그렇게 하면 선글라스는 멋진 선글라스가 되어 우리의 곁에 남아 있을 겁니다. 사랑은 받은 만큼 되돌려 준다고 하지 않나요. 선글라스를 잘 착용하고 관리하면 선글라스는 우리의 눈 보호를 위해서 더 열심히 자외선, 먼지, 바람, 돌 튀는 것, 나뭇가지 등을 막아줄 겁니다. 선글라스에게 "사랑해. 네가 최고야."라고 칭찬 한번 해 보세요. 그는 해맑은 웃음으로 우리에게 행복한 밝은 웃음을 줄 겁니다.

선글라스의 착용은 우리를 위한 선택이며 필수품입니다. 휴대폰이 없어지면 당황스럽죠. 누구와도 연락을 할 수 없으며 정보를 공유할 수 없으니 말입니다. 아마 손에 땀이 날 겁니다. 선글라스도 마찬가지입니다. 나의 눈 건강을 지켜주는 선글라스에 대한 인식 개선을 우리 함께 열심히 실천에 옮겨봅시다. 착용하지 않으면 너무나 불편하고 당황스러운 대상으로 인식하고, 착용하면 눈이 밝아지고 세상을 다 가진 것처럼 행복하고 기쁨을 주는 선글라스. 그 선글라스를 더욱더 아끼고 사랑하면 좋을 듯싶습니다.

선글라스는 우리와 좋은 친구로 함께할 때 우리에게 많은 것을 준다고 합니다. 그중에서도 최고는 눈 보호와 눈 건강이 아니겠습니까. 물도 사랑하면 투명한 수정체를 선물한다고 합니다. 선글라스에 대한 사랑이 깊어지고 더 자주 착용할 때 선글라스는 우리에게 밝은 세상을 바라보는 큰 선물을 주지 않을까요. 선글라스의 착용, 우리 함께 멋지게 실천합시다. 누구를 위한 것이 아니라 나와 내가 사랑하는 분들을 위해서 말입니다.

최근에는 선글라스를 군대에서도 적극적으로 활용한다고 합니다. 군대 교관들이 선글라스를 착용하는 이유를 알아보면 다음과 같습니다. 눌러쓴 모자, 굳게 다문 입, 그리고 선글라스는 무엇이라고 생각하십니까.

군대를 다녀오신 분이라면 '훈련' 이야기를 할 때 누구나 군대 훈련 중에서도 가장 힘들다고 말하는 유격 교육대와 공수 교육대 등의 교관들 모습을 떠올릴 겁니다. 날카로운 눈을 선글라스 뒤에 감추고 모자를 눌러 쓴 무표정한 교관들의 모습. 바늘로 찔러도 피한 방울 안 나올 것 같다는 교관들이 교육 중에 모자와 선글라스를 벗은 모습을 본 교육생들은 없다고 합니다.

교관들은 사람 좋아 보일까 봐 품위 유지를 위해서 선글라스와 모자를 벗지 않는다고 합니다. 또한, 교육생들이 교관의 눈을 살피지 못하게 하는 시선 회피를 위해서도 선글라스를 착용한다고 합니다. 그리고 마지막으로 가장 중요한 이유는 '시력 보호'라고 합니다.

강력한 태양 아래에서 오랜 시간 반사되는 자외선에 눈이 노출되는 주간 경계 근무를 하는 군인들의 경우, 근무가 끝나면 눈이 침침해지는 경우가 있다고 합니다. 이를 방지하기 위해서 반드시 선글라스를 착용하고 근무하는 것이 좋다고 합니다.

선글라스를 왜 착용하시나요. 선글라스 착용은 누구를 위해서가 아니라 나를 위한 선택이고 필수입니다. 자외선으로부터 우리의 눈 보호와 시력 보호를 위해서는 선글라스만 한 것이 없다고 합니다. 우리 함께 선글라스 착용으로 눈이 건강한 세상에서 눈을 사랑합시다.

♠ 선글라스가 밝은 세상을 준다면

일반적으로 선글라스의 필요성에 대하여, 꼭 필요하다고 느끼는 분들은 그렇게 많지 않은 것이 현실입니다. 특히, 농업인분들이 농사일을 하실 때 선글라스를 군이 착용하려면 더욱더 불편할 수밖에 없을 것입니다. 인식의 변화가 필요합니다. 나를 위한 것, 나의 눈 건강을 위한 것, 우리 생활 속의 필수품인 선글라스를 사랑하고 더 자주 착용해야 함께 밝은 세상을 만들어 갈 수 있습니다.

선글라스가 우리의 밝은 세상을 밝혀 준다니, 이보다 더 좋은 것이 어디에 또 있을까요. 사치스럽고 불편한 대상이 아니라 나를 위한 필수품으로 여기고 늘 착용하면 눈 건강을 지켜 준다는 사실은 우리 모두가 다 알고 있는 부분이 아닌가요. 나를 위한 선글라스의 선택과 착용은 당신을 한층 더 멋스럽게 변화시켜 줍니다.

또한, 선글라스 착용의 생활 습관화는 안과 질환을 예방할 수 있다고 합니다. 후천성 안과 질환을 예방하기 위해서는 야외에서 선글라스를 반드시 착용해야 한다고 합니다. 우리 함께 선글라스 착용으로 자외선으로부터 눈을 보호하고 눈 건강을 지켜내어 밝은 세상을 만들어 가는 데 함께했으면 합니다.

대부분의 사람은 무엇이든지 누군가가 좋다고 하면 다 따라 합니다. 특히 건강에 좋다면 무엇이든 하지요. 건강하게, 더 나아가서는 행복하게 사는 것이 우리의 꿈입니다. 건강을 위해서는 사랑하는 가족도 멀리 두고 깊은 산으로 건강을 위해서 떠나기도 합니다.

선글라스는 눈 건강을 지켜줍니다.

선글라스가 우리의 눈을 보호하여 눈 건강을 반드시 지켜준다고 계속 열심히 말씀드리는 것은 누구의 일이 아니라 우리 모두의 일이기 때문입니다. 우리의 눈 건강과 밝은 세상을 위해서는 반드시 선글라스 착용의 생활화가 이루어져야 합니다. 이는 우리가 지켜야 할 소중한 실천입니다.

또한, 선글라스는 밝은 세상을 밝혀줍니다.

자외선으로부터 우리의 눈을 보호하고, 우리의 밝은 세상을 밝혀주는 선글라스. 선글라스 착용은 건강하고 행복하며 아름다운 세상을 마음껏 누릴 수 있는 기회를 주는 것입니다. 그 기회는 아무에게나 찾아오는 것이 아니라 실천하는 우리에게 오는 것입니다. 그렇기에 눈 건강을 위해서 선글라스 착용의 생활화는 반드시 실천해야 합니다.

우리는 참으로 멋진 세상에서 아름다운 삶을 열심히 살아왔고, 살아가고 있습니다. 누구나 더 아름다운 삶, 멋진 삶, 성공한 삶을 추구하지만, 제일 중요한 것은 건강입니다. 몸과 마음이 건강한 삶은 우리 삶의 목표입니다. 건강한 삶도 노력하고 실천하는 자에게 온다고 합니다. 밝은 세상을 만들어 가는 것도 건강해야 가능한 일입니다. 우리의 눈 건강을 위해서는 노력과 실천이 있어야 합니다. 다른 사람의 일이 아니라 바로 나의 일이며, 우리의 일입니다. 선글라스는 멋내기용 소품이자 생활필수품입니다. 이제는 망설임 없이 선글라스 착용을 실천해야 합니다. 착용만으로도 눈을 보호해 주는데, 아직도 망설이고 있으신가요. 이제는 망설이고 주춤할 때가 아니라 실천할 때입니다.

이제 선글라스는 불편하거나 귀찮거나 불필요한 존재가 아니라 눈 건강을 위한 생활필수품이 되어야 합니다. 우리 인식의 변화를 통해서 선글라스는 편안한 것, 꼭 필요한 것, 착용하면 멋있고 없으면 불편한 것의 존재로 변화해야 합니다. 그럴 때 비로소 밝은 세상을 만들어 낼 수 있으며, 삶의 질을 멋지게 향상시킬 수 있습니다.

선글라스 착용은 일상의 옷차림과 같이 주변의 시선을 의식할 필요가 없습니다. 우리의 개성을 마음껏 뽐내고 자랑하듯, 자연스럽고 편안하며 없으면 불편한 것으로 선글라스에 관한 인식의 변화가 있을 때 선글라스는 우리의 밝은 세상을 밝히기 위해서 오늘도 새로운 모습으로 태어나고 변화하여 자연환경과 자외선으로부터 우리의 눈을 지켜줄 겁니다.

선글라스가 우리의 세상을 밝혀 준다면 못할 것이 없지 않나요. 우리의 눈 건강을 위해서 선글라스 착용을 생활화하는 것은 나를 위한 일이자 나의 가족과 내 주변의 사랑하는 모든 분의 눈 보호와 눈 건강으로 밝은 세상을 만들어 주는 일입니다. 건강하고 행복한 아름다운 세상을 만들어 가는 것입니다.

우리에게 밝은 세상을 준다면 이보다 행복하고 기분 좋은 일이 세상 어디에 있을까요. 우리 삶의 여정 속에서 늘 기쁨만 있는 것은 아니지만, 나의 사랑하는 가족이나 연인이 내 손을 잡아주거나 등을 밀어주거나 토닥토닥해 주면 마음의 위안이 되는 것은 왜일까요. 어떻게 보면 그렇게 큰 위로의 행동도 아닌데, 작은 위로에도 힘을 얻고 끊임없이 도전하여 성공하는 사례도 우리 주변에는 많습니다. 작은 관심과 격려가 만들어 낸 성공은 은근과 끈기를 갖고 꾸준히 노력하면서 사랑과 칭찬을 받은 분들에게 찾아옵니다. 사랑과 칭찬은 많은 것을 변화시켜 주고 우리 모두에게 희망을 만들어주는 것입니다.

모든 것의 시작은 어려울 때가 많습니다. 하지만 반대로 생각하면 이보다 쉬운 일도 없습니다. 한번 시작하기가 어렵지, 막상 시작해 보면 어려운 일도 아닌데 주저하고 있지는 않으신가요. 큰 용기도 아니고 작은 실천의 의지만 있으면 가능한 선글라스의 착용. 그 작은 실천이 우리의 눈을 보호하고 눈 건강으로 우리의 밝은 세상을 만들어 줍니다.

일상생활에서 선글라스를 착용한 분들을 자주 볼 수 있다는 것은 아주 좋은 일입니다. 그분들도 자연환경과 자외선으로부터 소중한 자신의 눈을 지키기 위해서 선글라스를 착용하실 겁니다. 저는 그분들을 볼 때마다 너무나 행복합니다. 저를 위한 것이 아니라 자신들의 눈 건강을 위해서 착용하는 것인데도 저는 마냥 행복하고 웃음이 절로 납니다. 와우! 『선글라스 끼송(KKISONG)』은 선글라스 착용을 수없이 다양한 방법으로 소개하고 있습니다. 우리 모두 함께하시죠. 선글라스 착용이라는 아주 작은 실천만으로 우리 모두에게 건강과 행복을 넘어서 아름답고 밝은 세상을 선물하는 것은 선글라스의 큰 힘입니다.

♠ 와! 멋진 선글라스

'선글라스' 하면 사치품과 멋내기용 소품을 연상하지 않으세요? 과거에는 선글라스를 서부의 사나이들만 착용하는 멋진 소품으로 여겼습니다. 그러나 이제는 선글라스에 관한 인식이 변화했습니다. 사치품에서 멋의 상징과 눈 보호와 눈 건강을 위한 필수품이 된 농업인 선글라스, 혹시 들어보셨나요? 아마도 아직은 생소한 이야기일 겁니다. 2016년도와 2017년 2회에 걸쳐서 '야외에선, 선글라스 끼세용(끼송: KKISONG)!' 범국민 운동으로 방송을 통해서 세상에 첫발을 내디딘 아이보라 선글라스가 그 주인공입니다.

KBS 〈9시 뉴스〉, 〈뉴스광장〉, 〈뉴스데스크〉, 〈6시 내고향〉, 〈5분 건강 톡톡〉, 〈WORLD 뉴스〉에서 많이 보셨을 겁니다. 농사일하시는 어르신들이 선글라스를 착용하고 활동하는 모습을 보면서 어떤 생각이 드셨나요. 특이하고 멋지게 보이셨나요? 농업인을 위한 반고글형 선글라스는 자외선 차단뿐만 아니라 야외에서 농사일하실 때 돌 튀는 것. 가지치기, 꽃순 따기, 과일 수확 시, 비닐을 덮을 때, 먼지, 바람 등으로부터 우리 눈을 보호하는 다양한 기능을 갖춘 맞춤형 반고글형 선글라스로서 많은 분으로부터 사랑을 받고 있습니다.

선글라스는 다양한 모델로 거듭해서 발전하고 있습니다. 이제는 필수품으로 누구나 몇 개씩은 가지고 있으나, 수명은 그렇게 길지 않다고 합니다. 우리의 눈 보호와 눈 건강을 위해서 앞으로도 선글라스를 생활필수품으로 멋지게 착용하시고 나와 우리의 멋진 삶을 위해서 힘차게 출발하시면 좋겠습니다. 그렇게 하면 행복과 건강이 배가 되어 우리를 더욱더 행복하고 즐겁게 만들어 줄 겁니다.

저는 농업인에 대한 연구를 다년간 해 왔으며 농촌에서 청소년기를 보낸 경험이 있어서 농업인에게 무엇이 필요하고 무엇을 원하는지 누구보다 잘 알고 있습니다. 그렇기에 농업인 선글라스의 탄생이 가능했습니다. 농업인을 위한 멋진 선글라스를 개발하기 위해 변함없이 앞만 보고 달려왔습니다.

"와! 멋진 선글라스야. 우리와 늘 함께할 수 있어서 감사하고 고마워. 그 깊은 사랑을 잊지 않고 앞으로도 선글라스를 사랑하면서 우리의 눈 보호와 눈 건강을 위해 반드시 착용하겠다고 굳게 약속할게."라는 말을 선글라스에게 꼭 하고 싶습니다. 세상에 좋은 분이 너무나 많다는 사실에 힘입어서 저도 더 힘을 내겠습니다. 우리 모두 선글라스를 착용하면서 사회에서 밝고 힘찬 기운이 샘솟게 하고 자외선으로부터 눈 보호와 눈 건강을 지켜내야 합니다.

농업인 선글라스를 선택하신 분들, 그 선택에 감사를 드립니다. 선글라스가 농업인의 필수품이 된 것은 이분들이 주신 도움과 베풀어 주신 은혜 덕분입니다. 앞으로도 눈 보호, 눈 건강을 위한 맞춤형 멋진 선글라스를 개발하기 위해 초심을 잊지 않고 열심히 하겠습니다. 제 꿈과 희망은 선글라스 착용의 생활화이며 한번 착용하시면 벗기가 싫을 정도의 멋진 선글라스를 만들어 내는 데 정성을 다하겠습니다.

꿈과 희망을 담은 멋진 선글라스는 우리 모두의 착용 실천과 사랑에서 출발합니다. 멋진 선글라스와 사랑에 빠져서 늘 착용하고 애용해 주셔야 제 꿈을 이룰 수 있습니다. 우리 함께 멋진 선글라스 착용으로 자연환경과 자외선으로부터 소중한 우리를 지켜냅시다.

눈 건강은 멀리에 있는 것이 아닙니다. 나의 작은 관심과 실천만으로도 눈 건강을 지켜 낼 수 있습니다. 나의 작은 실천이 국민건강 증진에 기여할 수 있다는 사실이 행복합니다. 우리의 눈 보호와 눈 건강을 지키는 일은 크게 어렵지도 않은 우리의 작은 실천으로부터 시작되고 이뤄낼 수 있습니다.

농업인 선글라스. 생각만 해도, 바라만 봐도 멋지지 않나요? 오로지 농업인을 바라보면서 시작한 일이지만, 이제는 우리 모두 함께 착용하고 서로에게 권장할 수 있는 우리 삶의 중심에 선 선글라스. 작은 실천이 이웃의 눈 보호와 눈 건강을 지킬 수 있다는 현실에 마냥 즐겁고 행복합니다.

"와! 멋진 선글라스야. 나와 함께할 수 있어서 고맙고 감사해. 그것뿐만 아니라 눈 건강을 지켜준 것에 정말 감사하단다." 세상을 살아가면서 누구에게나 감사하다고 말하는 것이 참으로 어렵게 된 인색한 현실이지만, 나를 멋지게 건강하게 밝게 변화시켜 주는 선글라스는 참으로 너무나 고맙고 감사한 것입니다. 꼭 무엇으로부터 많은 것을 받아야만 감사한 것은 아닙니다.

착용만으로도 우리의 건강을 지켜주는 물건은 모르긴 몰라도 그렇게 많지는 않을 겁니다. 멋도 내면서 자연환경과 자외선으로부터 우리의 눈 건강을 지켜주는 선글라스와 동행하는 우리는 행복한 사람입니다. 멋은 세련되고 아름답습니다. 이제 선글라스라는 소품을 멋진 선글라스로 변화시키는 것은 오로지 우리의 몫입니다. 계절과 관계없이 착용하고 예뻐해 줄 때 선글라스는 우리 곁에서 멋진 선글라스로 늘 함께하면서 세련되고 아름다움을 뽐내고 있을 겁니다.

착용만으로도 멋지게 아름답게 즐길 수 있으면서 동시에 우리의 눈 건강을 지켜주는 것. 이보다 실천하기 쉬운 방법이 어디에 있을까요. 쉬운 방법일수록 실천하기가 힘들 수도 있지요. 별것 아닌 것처럼 보이지만, 실은 멋진 선글라스야말로 우리의 소중한 눈의 건강을 지켜주고 밝은 세상을 만들어 줍니다.

선글라스. 지금은 어디에서 지내고 있으며, 멋진 분들과 멋진 추억을 만들고 있는지 궁금합니다. "집에 돌아가면 주인님께 말씀을 드리렴. 렌즈와 안경테, 프레임을 깨끗이 닦아서 케이스에 잘 보관해 달라고 주인님께 애교를 부리렴. 그래야 더 멋진 내일을 힘차게 함께할 수 있지 않겠어." 멋진 존재도 당신은 너무 멋지다고 실제로 표현해야 한다고 하지 않나요. 가족도 진심을 담아서 사랑할 때 가족 간의 분위기기 달라진다고 합니다. 멋지고 아름다운 삶을 위해서 우리 함께 멋진 선글라스와 사랑에 빠져 봅시다.

♠ 선글라스는 사치품인가요?

선글라스를 어떠한 용도로 착용하는가 하는 것은 사람마다 다양한 의견이 있을 수 있습니다. 멋내기용 소품이라는 의견뿐만 아니라 눈의 보호를 위해서, 더 나아가서는 비즈니스 등의 여러 가지 상황들이 있을 수 있습니다. 그러나 분명한 사실은 선글라스는 단순히 사치품이 아니라는 것입니다. 선글라스는 멋, 품위를 위해서 얼마든지 애용하는 디자인 상품이기도 하지만, 자연환경과 자외선으로부터 눈 보호를 위해서 착용해야 하는 필수품이기도 합니다.

우리는 변화해야 합니다. 선글라스는 사치품이 아니라 우리를 위해 매우 필요한 존재로 받아들여야 합니다. 이를 위해서는 나부터 매일 착용하는 생활 습관화가 매우 중요합니다. 나부터, 우리부터 먼저 착용하는 모습을 통해서 나의 눈 보호와 눈 건강을 지켜내고 주변의 모든 분께도 널리 알릴 수 있는 것이 진정한 사랑을 전하는 모범적인 실천입니다.

사치품 또는 호사품의 의미는 고소득 소비 계층을 겨냥하여 값비싼 재료, 적은 물량으로 고급스럽게 만들어 낸 상품이라고 합니다. 과연 그럴까요. 우리 주변을 돌아보면 한 블록 사이만 지나도 선글라스를 구매할 수 있는 곳이 많이 분포되어 있습니다. 나에게 맞는 맞춤형 선글라스를 마음만 먹으면 얼마든지 선택할 수 있는 좋은 세상에서 살고 있는 것입니다. 이런 아름다운 삶을 누리고 있다는 현실에 행복하지 않으십니까. 그만큼 선글라스는 누구나 구매할 수 있고 누구나 착용할 수 있는 일상의 제품이며 사치품이 아닙니다.

또한, 빠른 변화에는 자연환경도 한 몫을 차지하고 있습니다. 오존층의 파괴, 지구 온난화와 자외선으로부터 우리의 눈을 지켜내야 한다는 절실함에서 선글라스 착용의 생활화가 필요한 것입니다. 이를 통해 밝은 세상을 만들어 가는 것은 올바른 길이며 좋은 선택입니다.

요즘은 농촌에도 새로운 변화의 물결이 일어나고 있다고 합니다. 과거에는 선글라스가 사치품이라는 농촌의 부정적인 인식이 있어서 착용하는 농업인들이 드물었다고 합니다. 그러나 농촌에서는 매일 8시간 넘게 뜨거운 햇볕 아래서 일하는 경우가 많은 것이 현실입니다. 이렇게 되면 자외선이 눈을 자극하게 되어 안과 질환의 위험이 커지게 되므로 눈 건강을 위해서 농사일을 할 때도 선글라스를 쓰는 게 눈 건강에 좋습니다.

즉, 선글라스가 사치품이라는 편견을 이제는 버릴 때가 되었습니다. 선글라스는 생활필수품으로써 자리를 잡아가고 있습니다. 우리 모두가 아끼고 사랑할 대상인 선글라스. 바라만 보아도 귀로 듣기만 해도 정겨운 사랑이 넘치는 선글라스. 우리 함께 착용하면 좋지 않을까요. 우리는 마음만 먹으면 무엇이든지 할 수 있는 아주 편리한 세상에서 살고 있습니다. 나를 위한 선택이자 우리를 위한 길. 밝은 세상을 만들어 갈 수 있는 우리의 눈을 지켜주는 선글라스를 이제는 사치품이 아니라 생활의 필수품으로 여겨야 합니다. 선글라스는 자연환경에 대응하고 그에 맞서서 우리의 눈을 위해서 열심히 싸우고 있습니다. 자외선, 바람, 먼지 등을 막아내기 위해 사랑을 실천하는 그에게 큰 박수 보내주세요.

우리가 보내준 격려의 박수에 선글라스는 기분이 좋아져 우리의 눈 건강을 위해서 묵묵히 우리 곁에 머물고 있을 겁니다. 이처럼 선글라스에 대한 사랑은 계속되어야 하며, 그 사랑이 깊으면 깊을수록 우리의 눈은 자연으로부터 보호를 받고 더욱 건강해질 수 있습니다. 선글라스는 사치품이 아니라 우리에게 필수품으로 함께하고 있으며 친숙한 친구로 변화하고 있습니다. 항상 보고 싶은 친한 친구처럼 말입니다.

선글라스는 사치품인가요?

아닙니다. 선글라스는 우리를 지켜주는 멋내기용 소품이면서 동시에 필수품으로서 제 역할을 다하고 있습니다. 그의 역할과 활동은 대단하지요. 햇볕이 강하게 내리쬐어도, 비가 내려도, 바람이 불어도 우리와 함께하면서 지친 기색 하나 없이 늘 밝은 웃음으로 우리를 지켜주고 있습니다. 참으로 고맙고 감사한 친구입니다. 나를 위해서 언제나 달려올 수 있는 친구가 주변에 몇 명이나 될까요. 한 번 곰곰이 생각해볼 만한 숙제입니다.

선글라스와 사랑에 빠져서 우리의 소중한 눈 건강을 지켜낼 수 있다면 이보다 더 큰 행복이 어디에 있을까요. 다른 것을 좋아한다는 것은 사랑이 있어야 가능한 일입니다. 이제는 선글라스 착용을 통해 멋도 내면서 즐거운 마음으로 착용하시고 애용해 주시기를 바랍니다. 우리 모두의 눈 보호와 눈 건강을 위해서 선글라스는 필수품입니다. 늘 우리를 위해서 변함없이 나눔과 봉사를 몸소 실천하는 선글라스. 멋진 선글라스입니다.

♠ 선글라스의 올바른 선택

대부분의 사람은 선글라스를 살 때 브랜드나 가격 아니면 디자인 정도를 고려합니다. 더 나아가서는 자신에게 맞는 맞춤형을 찾습니다. 가격이 워낙 천차만별이라 종류에 따른 가격의 변화에 적응하기가 쉽지 않을 겁니다. 그러나 선글라스는 올바른 선택이 필요합니다. 무엇을 기준으로 구매하여 착용해야 할까요. 나에게 맞는 맞춤형 선글라스이자 자외선으로부터 내 눈을 지켜 줄 수 있는 선글라스를 선택하는 것이 올바른 선택입니다.

저는 자외선 차단율이 높은 것을 우선적으로 권장하고 있습니다. 모델의 차이는 별로 중요하지 않습니다. 선글라스의 기능으로 무엇이 있는지 알아보면 자외선 차단 및 방지 효과의 우수성을 들 수 있습니다. 앞에서도 몇 번 말씀드렸지만, 선글라스는 영구적으로 사용할 수 있는 장비가 아닙니다. 렌즈의 수명은 자외선 차단율에 따라서 결정됩니다. 물론 판매점에서 구매하는 것이 일반적이지만, 그 외 다른 곳을 이용하신다면 몇 가지 중요한 고려사항이 있습니다. 정품이라야 하고 (재)한국안광학산업진흥원에서 발행한 시험성적서가 있는 선글라스를 구매 및 착용해야 눈 보호와 눈 건강을 지킬 수 있습니다.

가격만을 중심으로 하여 선글라스를 선택하는 것보다 중요한 것은 좋은 제품을 올바르게 선택하는 것입니다. 올바른 선택이 무엇인지는 너무 고민할 필요가 없습니다. 자외선 차단율, 안경테와 프레임의 탄력성, 기능성 등을 고려하여 선택하면 성공적인 선택으로 우리의 눈 건강을 지킬 수 있습니다. 즉 눈 보호 및 눈 건강을 위한 것에 초점을 맞추고 구매하여 착용하면 좋을 듯합니다.

아울러서 한 제품을 수년간 보급하고 현장을 방문하여 그 실태를 직접 관리하고 제품을 지속해서 연구 및 개발하여 새로운 제품을 출시하는 회사가 있다면 참 좋은 회사라고 생각합니다. 아이보라는 선글라스 착용 실태를 직접 조사하고 기록하고 있습니다. 오로지 농업인과 국민을 위한 눈 건강 운동임을 알기에 모든 사람이 만족하는 그 날까지 변함없는 제품 개발과 연구에 열정을 다하도록 하겠습니다.

올바른 선글라스를 선택하는 것은 우리에게 매우 소중하고 중요한 일입니다. 우리에게 맞는 맞춤형 선글라스의 선택은 우리의 눈을 보호하고 지속해서 눈 건강을 유지하는 중요한 선택입니다. 그렇기에 몇 번을 강조해도 잔소리가 아닌 약이 되는 말이 아니겠습니까. 한 분, 한 분이 너무나 소중하기에 이 글을 써 내려가면서 제 경험을 토대로 많은 것을 생각하면서 말씀드리는 것입니다. 우리는 소중하고 소중합니다.

그리고 선글라스를 선택할 때 주의해야 할 점이 또 있습니다. 선글라스는 제품에 따라서 렌즈와 코팅의 질이 떨어지는 것도 있으므로 자외선 코팅이 균일하게 된 것을 확인하여 양질의 제품을 선택하는 것이 좋습니다. 올바른 선택은 우리의 눈 건강을 지켜주는 첫걸음이 될 것이기에 여러분의 올바른 선택을 기대합니다.

♠ 선글라스에 대한 추억

우리는 세상을 살아오면서 얼마나 많은 추억을 가지고 있으며, 또 앞으로 살아가면서 얼마나 많은 추억을 만들어 갈까요. 헤아릴 수 없는 그 수많은 추억 중에서 혹시 선글라스에 대한 추억은 없는지 궁금합니다. 선글라스에 대한 추억을 만들어 보면 어떨까요.

먼 옛날, 제 나이 10대 때의 일입니다. 1960년대 후반, 좋은 자연환경 속에서 맑은 공기를 마음껏 마시며 햇볕도 그렇게 따갑지 않았던 그 시절이 생각이 나네요. 조상이 물려준 좋은 자연환경이었지만, 저는 자연의 소중함을 느끼지 못하고 막연히 영원히 좋은 자연환경 속에서 아름다운 삶을 약속받은 것으로 착각하고 살아왔습니다. 세월이 야속할 따름입니다. 자연에게 감사하고 고마웠던 그때의 자연이 그립습니다.

당시에는 당연히 선글라스에 대해 큰 관심이 없었습니다. 그저 자연환경이 제 역할을 다하고 있었기에 선글라스의 필요성을 전혀 몰랐던 시절이라 행복하게 살아왔습니다. 그러나 2020년대 우리의 자연환경은 많은 변화가 일어났습니다. 오존층의 파괴, 지구 온난화, 자외선 다량 발생 등의 변화로 인해서 선글라스 착용은 필수가 되었습니다.

여러분도 선글라스에 대한 추억을 생각하면서 선글라스는 과연 무엇이고 왜 그렇게 소중한지 생각해 보는 건 어떨까요. 자연환경의 변화에 적응하고 자외선으로부터 눈을 보호하기 위해서 반드시 착용해야 하는 선글라스. 그 변화에서 옛날의 소중한 추억을 찾아보면 어떨까요.

선글라스를 생활의 필수품으로 인식하게 된 것은 그렇게 오래된 일이 아닙니다. 저 역시 청소년기에는 선글라스에 관심도 없었을 뿐만 아니라 굳이 착용하지도 않았습니다. 소중한 자연이 선글라스의 중책을 맡고 있었기 때문입니다. 눈의 소중함을 알게 되었을 때 선글라스의 필요성과 소중함에 대하여 자연스럽게 알게 되었습니다.

아마도 렌즈 없는 선글라스 테를 멋으로 착용하던 그 옛날의 추억이 어떻게 보면 제 삶에서 처음으로 선글라스를 착용했던 시점으로 기억되는 잊지 못할 아름다운 추억이랍니다. 그때를 생각하면 미소와 웃음이 절로 나오는 저의 모습을 보면서 '그래, 그때는 자연이 나의 선글라스 역할을 하였지.' 하며 웃어 봅니다. 자연의 소중함과 가치는 무엇으로도 표현할 수 없습니다. 여러분도 아름다운 추억을 많이 갖고 있으신가요. 다양한 추억을 많이 만드시기를 바랍니다.

이제는 자외선으로부터 눈을 보호하고 멋과 아름다움을 한 층 더 업그레이드한 다양한 제품들이 우리를 기다리고 있습니다. 특히, 선글라스는 렌즈가 생명이라고 합니다. 우리의 눈 보호와 눈 건강을 위해서 렌즈야말로 중요한 부분이라고 합니다.

앞으로 더 많은 추억을 만들어 가기 위해서 우리는 무엇을 해야 할까요. 선글라스는 필수품이 되어야 합니다. 생활필수품이 되어서 늘 우리와 함께하고 없으면 궁금하고 불편한 것으로 여겨져야 합니다. 선글라스는 우리가 늘 사랑하고 아끼며 착용해야 할 소중한 것입니다. 친구의 안부를 묻듯 어려울 때 함께해 주고 격려해 주며 용기와 희망을 주는 진정한 친구로 선글라스를 초대해 주세요. "친한 친구 선글라스 친구야. 보고 싶다."라고 불러주세요. 상당히 좋아할 겁니다. 멋진 추억, 잊지 못할 추억, 세상에서 나 혼자만 가지고 있는 추억으로 기네스북에 등재해 드리겠습니다. 가능하다면 말입니다.

또한, 우리의 눈 건강을 위한 추억을 차곡차곡 만들어 가고 있는 지금이야말로 소중한 추억입니다. 어떠한 생각으로 무엇을 추구해

왔는지, 창의적인 아이디어로 지나온 시간들이 많으면 많을수록 미래에는 소중한 추억이 될 겁니다. 선글라스의 착용은 추억을 넘어서 우리 모두의 눈 보호와 눈 건강으로 밝은 세상을 만들어 가는데 끝까지 함께할 겁니다.

나의 눈 보호와 눈 건강을 위해서 이제는 선글라스가 생활필수품이 된 것을 감사해하고 반드시 착용을 실천해야 합니다. 누구를 위한 것이 아니라 나를 위한 것이고 더 나아가서는 우리를 위한 선택입니다. 건강은 건강할 때 지키라는 말도 있지요. 모든 것은 있을 때 지키고 아끼고 사랑해야 한다는 사실을 많이 생각해야 합니다. 지금 내가 무엇을 먼저 해야 하는지, 실천할 것은 무엇인지를 생각해 보세요. 자외선, 먼지, 바람 등으로부터 우리의 소중한 눈을 보호하기 위해서 외출, 야외 활동 시 반드시 선글라스를 착용하는 것이야말로 절대로 잊어서는 안 될 소중한 실천입니다.

선글라스를 나의 가장 친한 친구이자 벗으로 사랑하고 아껴 주며 착용하면 눈 보호와 눈 건강뿐만 아니라 밝은 세상을 만들어 줄 것입니다. 또한, 나만의 소중한 추억을 반드시 만들어 줄 것입니다. 이만하면 선글라스는 참으로 나의 소중한 친구입니다. 저 역시 선글라스와 친한 친구가 되었으며 앞으로도 끊임없이 눈 보호와 눈 건강을 위한 길을 끝까지 함께하겠다고 하니 얼마나 감사한지 모르겠습니다.

선글라스에 대한 추억은 착용으로부터 시작되며 추억이 많을수록 친분이 두텁다는 것입니다. 친한 친구와 같이 늘 함께하면서 추억을 만들어 가면서 소중함과 필요성에 대하여 다시 한번 생각해 보는 것이 추억입니다. 멋진 추억을 많이 만드셔야 우리의 눈 보호와 눈 건강에 효과가 있으며 자외선, 먼지, 바람, 돌 튀는 것, 나뭇가지 등으로부터 지켜낼 수 있습니다.

우리의 삶에서 무엇 하나 소중하지 않은 것은 없습니다. 자신을 존경하고 아끼고 사랑해 보면 그 행복과 기쁨이 얼마나 큰 그릇에 채워지는지를 아시게 될 겁니다. 우리의 추억, 선글라스의 추억을 기억하면서 너무나 행복한 시간을 보낸 것 같습니다. 이제 시작이며 그 추억을 소중히 간직하고 실천할 때 더 아름답고 밝은 세상을 만들어 낼 수 있습니다. 여러분도 선글라스 착용으로 소중하고 행복이 가득한 새로운 추억을 많이 만들어 가시기를 바랍니다. 언젠가는 소중한 추억이 되어 잊지 못할 우리의 추억이 만들어지겠지요.

♠ 꽃보다 아름다운 당신

우리는 세상을 살아가면서 무엇을 추구할까요. 꽃보다 아름다운 당신은 바로 여러분을 말합니다. "아름다워. 정말 예쁘네. 세상에 나, 어쩜 저렇게 예뻐?" 등 칭찬하는 사람의 마음이 사랑스러워야 예쁜 칭찬이 나오며 그 칭찬을 받은 사람은 큰 사랑을 담아서 다른 사람을 칭찬한다고 합니다. 어떻게 생각하면 칭찬도 도미노 현상이라 할 수 있을 것 같습니다

우리 함께 실천에 옮겨 보면 어떨까요. 꽃보다 아름다운 당신, 기

분 좋지 않으세요. 뜻한 바를 막힘없이 이룰 수 있다는 자신감이 넘치지 않습니까. 다른 사람을 칭찬한다는 것은 칭찬하는 사람의 마음에 다른 사람을 존경하고 사랑이 가득한 경우에만 가능하다고 합니다. 자신을 존경하고 사랑하는 마음을 늘 마음에 담으시고 넓은 공간에 혼자 있을 때 외쳐 보세요. "나는 나를 존경하고 사랑해! 나는 너무 멋지고 무엇이든 할 수 있다! 성공할 수 있다!" 큰 소리로 자신에게 칭찬의 사랑스러운 목소리를 매일 들려주세요. 큰 변화가 있을 겁니다.

그 큰 변화에는 성공과 행복을 넘어서 우리의 건강도 좋아지는 것을 느낄 수 있을 겁니다. 꽃보다 아름다운 당신으로 변화하는 것은 어떻게 보면 어려운 일이 아니라 자신을 존경하고 사랑하는 마음만 있으면 가능한 일입니다. 모든 것은 나로부터 시작됩니다. 나를 존경하고 사랑하는 마음을 주변과 나눌 때 꽃보다 아름다운 당신을 넘어서 꽃보다 아름다운 밝은 세상을 만들어 갑니다.

꽃보다 아름다운 당신을 위해서 꽃에 대하여 조금이라도 알고 계셔야 할 것 같아서 준비했습니다. 꽃의 대표는 해바라기·장미, 야생화의 대표는 강아지풀·황기, 허브의 대표는 라벤더·로즈마리, 나무의 대표는 소나무·전나무, 다육의 대표는 비모란선인장·공작선인장, 해초의 대표는 물잔디·분홍애기풀이라고 합니다. 그리고 세상의 대표님은 '나'입니다.

분야별 대표를 알아보니 우리가 일상생활에서 쉽게 접하고 찾아볼 수 있는 그런 것들로 보이겠지만, 그래도 나름대로 그 분야에서는 대표적인 것으로 상징되는 유명세를 갖고 있습니다. 꽃의 대표 장미부터 해초의 대표 물잔디까지, 우리는 모든 것을 사랑할 때 꽃보다 아름다운 당신이 될 수 있습니다.

꽃보다 아름다운 당신으로 거듭난 것을 축하드립니다. 저는 조금 전에 자신을 존경하고 사랑하면 큰 변화가 있다고 말씀드렸습니다. 큰 변화에는 성공과 행복을 넘어서 우리의 건강까지 좋아지는 것을 느낄 수 있을 겁니다, 건강은 그만큼 매우 소중합니다. 여러분도 여러분의 건강을 지키기 위해서 얼마나 열심히 관리하고 계신가요. 세상의 행복은 건강으로부터 온다고 합니다. 꽃보다 아름다운 당신을 위해서 더 아름답게 만들어 줄 선물을 꽃바구니에 꽃으로 예쁘게 포장하여 집으로 배달해 드리겠습니다. 우리의 소중한 눈을 보호하고 눈 건강으로 밝은 세상을 만들어주는 눈 사랑을 보내드립니다. 실망하지 마세요. 자외선으로부터 우리의 소중한 눈 보호를 위해서 이보다 좋은 선물이 어디에 있겠습니까.

밝은 세상을 만들어 준다는 사실보다 더 큰 선물이 어디에 있을까요. 찾아보아도 찾을 수 없지 않나요. 꽃보다 아름다운 당신을 위해서, 오로지 우리의 눈 건강을 위한 길에서 이 아름다움을 전달한다는 것이 얼마나 행복하고 보람과 기쁨이 넘치는지 모릅니다. 이 모든 것은 꽃보다 아름다운 당신이 늘 용기를 주시고 함께해 주셨기에 가능한 일입니다.

오늘도 변함없이 꽃보다 아름다운 당신을 위해서 밝은 세상을 만들어 가기 위해서 자외선으로부터 소중한 당신을 지켜내야 한다는 소명으로 선글라스와 친구가 되어 맞춤형 선글라스의 탄생을 위해 노력하고 있습니다. 자외선은 피한다고 피할 수 있는 대상이 아닙니다. 그를 사랑으로 대하고 삶 속에서 함께하는 친구로 받아주고 사랑할 때 더 나은 세상, 밝은 세상을 만들어낼 수 있지 않겠습니까. 꽃보다 아름다운 당신을 위해서 지금까지 제가 걸어온 길, 그리고 앞으로 가야 할 길은 행복과 기쁨을 넘어서 눈 건강을 위해 그동안 누구도 하지 못한 진정한 사랑의 길입니다. 꽃보다 아름다운 당신을 존경하고 사랑합니다. 그간 제가 받은 사랑이 더 널리 퍼지도록 초심을 잊지 않고 앞만 보고 한 걸음씩 걸어가면서 꽃보다 아름다운 당신의 깊은 사랑과 은혜를 잊지 않도록 하겠습니다. 꽃보다 아름다운 당신을 한층 더 아름답게 만들기 위해서는 선글라스 착용은 필수이며, 저의 작은 실천이 꽃보다 아름다운 당신을 지켜내고 존경하며 사랑할 겁니다.

♠ 우산과 선글라스

우산과 선글라스라는 표현은 처음 들어보셨나요? 목적에 맞게 사용하는 의미를 부여하는 표현이라고 보시면 될 것 같습니다. 우산은 일기예보에 따라서 사전에 준비할 수 있지만, 어느 날 갑자기 소나기가 내리면 우리의 행동은 어떻게 변할까요. 비를 피하거나 우산을 급하게 구매하는 것은 습관이 아니라 반사적으로 하는 행동일 겁니다. 집에 너무나 많고 많은 우산은 그 종류도 다양합니다. 우산, 양산 등. 모르긴 몰라도 집에 수십 개씩은 보유하고 있을 겁니다.

누구나 피할 수 없는 상황이 발생하면 자신을 보호하기 위해서 행동합니다. 그러니 비를 피하기 위해서 우산을 바로 구매하여 사용하는 것은 당연한 현실이며 비로부터 우리를 지켜내는 수단입니다. 요즘은 힐링 시대입니다. 어떻게 하면 건강하고 행복하게 살까 하는 것이 많은 사람의 화두입니다. 비를 피하고 우산을 구매하는 행동은 우리의 반사적인 습관에서 나오는 행동입니다. 비를 피하듯이 우리의 소중한 눈을 자외선으로부터 피할 수 있다면 얼마나 좋을까요. 그 방법은 선글라스의 착용입니다. 그러나 그렇다고 해서 선글라스를 구매하는 것은 아직까지는 비를 피하기 위해 우산을 구매하는 것과 같은 반사적인 습관과는 좀 거리가 먼 것이 사실입니다. 생활화되어 있지 않으면, 늘 준비하고 있지 않으면 갑자기 구름이 걷히고 햇볕이 뜨겁다고 해서 아무 곳에서나 구매하여 착용할 수 있는 성질의 것이 아니지 않습니까.

그만큼 우리의 습관화, 생활화는 매우 중요한 것입니다. 야외 활동 시에는 반드시 선글라스를 착용하는 습관이 필요합니다. 또한, 흐린 날에도 최소한 가방이나 핸드백에 하나씩은 소중하게 간직하고 있어야 자외선으로부터 우리의 눈 보호를 통하여 눈 건강을 지킬 수 있습니다. 선글라스 착용은 선택이 아니라 의무이자 필수입니다.

선글라스는 필수품으로써 널리 홍보되어야 합니다. 햇볕이 강한 날씨뿐만 아니라 기후의 변화에 따라서 현명하게 착용하고 대응하는 것은 우리 모두의 올바른 습관에서 시작됩니다. 자외선의 피해는 우리 모두가 받습니다. 우산과 선글라스와 사랑에 빠지는 것은 우리의 눈 보호와 눈 건강을 위한 아주 좋은 습관입니다. 외출 시 선글라스, 야외 활동 시 선글라스, 햇볕이 강한 날씨에도 선글라스, 비바람이 내릴 때도 선글라스를 사랑해 보세요. 기분이 좋아지는 것은 물론이고 우리의 눈 건강까지 지켜낼 겁니다. 우산과 선글라스는 서로 비교하는 대상이 아니라 특성에 맞게 사용해야 하는 대상입니다. 그것이 올바른 길이며 둘 다 중요한 기능과 역할이 있습니다. 우리는 현실에 대한 적응력이 누구보다 빠릅니다. 우산이 없는 경우에는 어떻게 하시나요. 빨리 뛰거나 길거리에서 우산을 구매합니다. 비를 피하기 위해서 말입니다.

우리는 건강하고 행복하게 사는 것을 추구하고 있으며 건강과 행복을 위해서는 모든 것에 투자합니다. 우리의 눈 보호를 위해서 선글라스에 대한 인식 개선이 필요합니다. 이제 선글라스가 생활필수품으로서 자기 자리를 찾아갈 수 있도록 우리가 관심을 가져야 할 때입니다. 나부터 실천하는 솔선수범의 자세가 필수입니다.

참으로 멋진 선글라스. 선글라스를 모르시는 분은 없을 겁니다. 불편한 대상이 아니라 생활필수품으로써 우리 곁에서 늘 함께하는 소중하고 가치가 있는 선글라스를 착용하는 것은 칭찬받을 만한 좋은 습관입니다. 비를 피하지 못하고 맞으면 몸이 젖습니다. 몸이 젖으면 씻으면 되고 옷은 갈아입으면 괜찮습니다. 하지만 자외선은 선글라스 착용으로 반드시 막아내어 우리의 눈을 지켜야 합니다.

선글라스를 착용하는 좋은 습관으로 살기 좋은 밝은 세상을 만들어 가기 위해서는 우리 함께 마음을 모아 선글라스 착용을 실천해야 합니다. 그럴 때 건강과 행복을 누릴 수 있습니다.

우산과 선글라스는 어떤 관계일까요. 서로 다른 용도와 목적이 있으며 하나는 날씨의 변화에 따라서 습관적, 반사적으로 사용하고 있는 반면에 다른 하나는 아직 생활의 필수품과는 좀 동떨어진 느낌이 있으나 우리가 함께 노력하다 보면 습관화, 생활화될 수 있는 물건입니다. 선글라스를 항상 착용하면 자외선으로부터 우리의 눈 보호와 눈 건강을 지켜내는 우리의 보물이 될 겁니다. 선글라스 착용으로 우리의 소중하고 중요한 눈을 보호하고 눈 건강을 지켜내도록 함께 노력하시면 합니다. 선글라스는 사치품이 아니라 멋내기용 소품이자 생활필수품입니다. 이제는 어르신 앞에서 선글라스를 착용하는 것은 건방지다는 생각에서 벗어나야 합니다.

선글라스의 중요성은 수없이 말씀드려도 지나친 것이 아닙니다. 요즘 햇볕이 얼마나 강한가요. 외출할 때 선글라스와 선크림 또는 양산(우산)이 생활필수품이 된 것이 현실입니다. 그들을 눈 건강을 위한 삼총사라고 부르고 싶습니다. 이제는 우리가 이 삼총사를 사랑하고 아껴서 눈 건강 지킴이로 세상을 밝게 해야 합니다. 우리의 건강을 위한 것은 나 자신이 스스로 판단하고 결정해야 하는 것이며, 다른 사람의 의견과 조언이 필요 없는 것입니다.

제가 우산과 선글라스에 대하여 말씀을 드리는 것은, 다름 아닌 우리는 존경받아야 하고 사랑받아야 할 사람들이기 때문에 자연환경과 자외선으로부터 소중한 몸을 보호하고 눈을 보호받을 권리가 있기 때문입니다. 우리의 소중한 권리를 지키기 위해서 존경하고 사랑하는 마음을 담아서 귀가 따갑게, 목이 쉬도록 말씀드리는 것입니다. 우리는 그 어떠한 것으로부터도 피해를 보거나 상처를 받아서는 안 됩니다. 우리는 소중하고 소중한 사람이기 때문입니다. 선글라스 착용으로 소중한 자신을 지켜내서야 하지 않을까요. 외출, 야외 활동 시, 햇빛, 눈이나 비가 내려도 선글라스 착용은 필수입니다. 소중한 자신을 위해서 말입니다. 눈이나 비가 내리면 생각나는 우산처럼, 선글라스에 대한 인식의 변화가 절실히 필요합니다. 우산처럼, 외출, 햇빛 하면 생각나는 것이 선글라스가 되어야 합니다. 그렇게 되도록 실천하는 것은 남이 아닌 우리의 몫입니다.

살기 좋은 세상, 살맛 나는 세상, 밝은 세상을 우리 함께 만들어 가요. 아름다운 가족에게 사랑을 전하듯 이제는 사랑의 변화가 필요할 때라고 말씀드립니다. 소중한 사랑, 참 좋지 않으세요. 가족뿐만 아니라 나의 사랑하는 모든 분에 대한 사랑 말입니다. 우리는 소중한 날을 정해서 생일선물, 실버 데이, 화이트데이, 밸런타인데이, 로즈 데이 등으로 기념을 하지요. 아이보라(eyebora)에서는 자외선 차단과 눈 건강을 위해서 끼숑(KKISONG) 데이(Day)를 7월 16일로 지정하였습니다. 우산과 선글라스의 만남은 우연이 아니라 필연입니다. 햇볕이 너무나 강할 때 우산과 선글라스의 조합은 자외선으로부터 우리의 소중한 건강과 눈 보호를 위해서 더 좋은 방법이라고 생각합니다. 눈 지킴이 삼총사 선글라스, 선크림, 양산(우산). 이런 것을 찰떡궁합이라고 하지 않습니까. 우리의 소중한 눈 건강을 지켜내기 위해서, 우리 함께 힘차게 선글라스를 끼세요. 끼 송(KKISONG)을 잊지 마세요.

♠ 우리의 선택이 세상을 밝게 합니다

세상을 살아가면서 어떠한 선택이든 올바른 선택은 자신에게 행복과 즐거움을 준다는 사실에 우리는 고개를 끄덕일 수 있습니다. 삶에서 은근과 끈기 그리고 끝까지 포기하지 않는 집념도 중요하지만, 올바른 길을 가고 있는지, 나의 선택은 정말로 올바른 길인지, 밝은 세상을 만들어 가고 있는가와 관련된 선택은 매우 중요하다고 생각합니다.

올바른 우리의 선택은 무엇을 의미하며 밝은 세상은 누구에게 말하는 것일까요. 한번 우리네 일상생활에서 중요한 것들을 이야기해 보면 어떨까요. 올바른 우리의 선택이 내 삶을 만족하게 해주고 가족에게 멋진 삶을 만들어줍니다. 행복을 마음껏 느끼고 즐기면서 행복하게 살아가는 삶의 변화는 당연한 것입니다.

우리 한번 멋진 인생과 삶의 여유를 가져 보시면 좋을 듯합니다. 자외선으로부터 나의 눈 건강을 위해서 내가 무엇을 실천하고 있는지 한 번쯤은 곰곰이 생각해 볼 필요가 있습니다. 우리의 눈 건강은 어떻게 관리하고 있는지, 지금 모든 것이 행복하다면 무엇을 실천해야 하는지를 반드시 생각해야 합니다. 선글라스의 선택은 자외선으로부터 우리의 눈 건강을 지켜줍니다. 그 소중한 것을 필수품으로 착용할 때 말입니다. 우리의 선택이 세상을 밝혀준다는 사실에 행복하지 않으십니까.

이제는 우리의 눈 보호와 눈 건강을 위해서 우리가 생각하고 실천할 수 있는 일들에 대하여 한 번쯤 알아보시면 어떨까 생각합니다. 우리의 작은 실천으로 밝은 세상을 만들 수 있다면 말입니다. 어느 누구에게나 습관은 상당히 중요하죠. 습관에 따라서 좋은 결과를 가져올 수도 있고, 반대의 결과가 나올 수도 있습니다. 우리의 올바른 선택과 올바른 습관이야말로 밝은 세상을 만들어 낼 수 있고, 그 밝은 세상은 우리에게 희망을 비춰 줍니다. 긍정적이고 진취적인 사고는 우리를 변화시켜 주고 그 변화는 무엇을 이뤄낼 때 큰 힘이 됩니다.

우리 누구나 알고 있지만, 가볍게 생각하고 쉽게 지나쳐 버리는 것들이 있습니다. 자연환경의 변화입니다. 이로 인하여 오존층 파괴, 지구 온난화, 자외선으로부터 피해가 발생하는 것이 현실입니다. 우리의 눈 보호와 눈 건강을 위해서는 지금부터 무엇을 해야 할까요. 우리 한번 곰곰이 생각하는 시간을 가져 보면 좋겠습니다.

몇 번이고 강조해도 지나치지 않은 것은 외출과 야외 활동 시에는 반드시 선글라스를 착용해야 한다는 것입니다. 선글라스는 전시품이라거나 영구적으로 사용 가능한 장비가 아닙니다. 우리가 어떠한 제품이든 한 번 구매하면 영구적으로 사용할 수는 없듯이 선글라스도 사용 연한이 있는 필수품이자 소모품입니다. 또한, 늘 사랑하는 밝은 마음으로 애용해야 하는 소중한 것이기도 합니다. 우리를 지켜주는 매우 소중한 것이지요.

선글라스 착용만으로 눈 보호와 눈 건강으로 밝은 세상을 만들 수 있다는 사실, 감격스러운 사실입니다. 이처럼 선글라스는 필수품으로써 널리 홍보하고 우리가 함께하며 지켜줘야 할 소중한 가치가 있는 물건입니다. 나만의 것이 아니라 우리의 소중한 분들과도 함께할 수 있는 선글라스가 밝은 세상을 밝혀 줍니다. 선글라스는 우리와 함께 있을 때 자외선으로부터 우리의 소중한 눈을 지켜내고 눈 건강으로 밝은 세상을 만들어 줍니다. 선글라스는 우리의 올바른 선택입니다.

♠ 등산복과 선글라스의 사랑

우리가 세상을 살아오면서 돌이켜 보면 잊고 살아온 것들이 너무나 많을 겁니다. 가족에 대한 사랑, 아버님과 어머님에 대한 효도부터 시작해서 형제자매간의 우정과 사랑을 이야기하다 보면 나는 어느 누구보다 부모님을 공경하였고 효를 실천하는 사람으로서 가족에게는 늘 헌신과 희생하는 자세로 살아왔다고 자부하는 분들도 많겠지요. 그러나 조금만 더 잘할 것을 하며 후회하는 삶도 많은 분이 이야기하겠지요. 조금만 더 일찍 알았다면 과거보다는 현재가 조금이라도 더 좋았을 걸 하며 후회하는 분들도 있을 수 있습니다.

우리 한번 세상을 살아가면서 후회하지 않는 삶을 만들어 가면 어떨까요. 간곡히 부탁의 말씀을 드리며 우리 함께 한 가족이 되어 아름답고 밝은 세상을 만들어 가면 어떨까요. 등산을 하다 보면 다들 멋진 의류에 등산화 착용이 기본이 된 지 오래되었습니다. 어디에 가든 말입니다. 이미 일상생활에서도 등산복을 평상복으로 많은 분이 착용하고 있습니다. 좋은 일입니다. 편한 것이 제일이고 소중한 것입니다. 등산복, 정말 편안하지 않으세요.

우리 한번 생각해 볼 일이 있습니다. 등산복의 장점은 무엇일까요? 탄력성, 땀 흡수율, 뛰어난 착용감, 편리성으로 인해 많은 분이 등산복을 선택할 겁니다. 등산의 목적은 무엇인가요. 나의 건강과 힐링을 위해서, 좋은 분들과의 멋진 만남을 위해서 등산을 하는 것 아닌가요. 선글라스를 착용하는 분들도 많지만, 아직 선글라스를 쓰지 않으시는 분들에게는 왜 선글라스의 착용을 주저하시는지 여쭈어보고 싶습니다.

아직 자외선의 위험과 착용의 중요성을 모르셔서 그러시겠지요. 이 부분은 우리가 같이 한번 생각해 보면 좋을 듯합니다. 선글라스는 다른 사람을 의식하면서까지 착용해야 하는 불편한 존재가 아닙니다. 일상생활에서 다른 사람과 주변을 의식하면서 생활하는 경우는 거의 없지 않나요. 선글라스는 나를 위한 선택입니다. 눈 건강을 위해서는 주변을 의식하는 생활에서 벗어나 선글라스를 생활필수품으로 여겨야 합니다. 그만큼 선글라스는 우리의 필수품이자 나의 눈을 지켜주는 소중한 것입니다.

사람에 따라서 다소 차이는 있을 수 있으나 나와 가족을 위해서라면 무엇이든 하고야 마는 우리의 깊은 사랑과 아끼고 베푸는 마음은 오래된 일입니다. 행복과 건강을 위해서라면 선택의 여지가 없으며 어떠한 노력을 하더라도 반드시 성취해내지 않습니까. 지금은 말입니다. 왜 모를까요. 눈 보호를 왜 해야 하고 눈 건강이 얼마나 중요한지 말입니다. 더 나아가서는 자외선으로부터 왜 눈 보호를 해야 하는지 말입니다.

우리 한번 가까이를 바라보는 여유를 가져 보세요. 뜨거운 햇볕 아래, 내 주변에 선글라스를 착용한 분들이 얼마나 있는지 한 번쯤은 고민하면서 확인할 필요가 있습니다. 자외선으로부터 내 소중한 눈을 보호하기 위해서 선글라스를 착용하고 있는지 말입니다. 나부터 착용하는 작은 실천은 좋은 습관입니다. 이는 우리의 눈 보호와 눈 건강으로 밝은 세상으로 나아가는 소중한 선택입니다. 후회가 없는 탁월한 선택입니다. 선글라스 착용의 습관화는 내일 할 일이 아니라 지금 실천해야 하는 소중한 행동입니다. 내일로 미루면 늦을 수 있습니다. 선글라스를 선택하는 것은 금 중에서도 제일 소중한 지금입니다. 선글라스를 착용하는 것만으로도 우리의 눈 보호와 눈 건강을 지킬 수 있다고 합니다.

우리 자신을 위해서, 자외선으로부터 나를 보호하기 위해서, 눈 보호와 눈 건강을 위해서 여러분 모두 한번 선글라스 착용 운동에 참여해 주시기를 부탁드립니다. 이 운동은 나로부터 선글라스를 착용하는 실천을 통해 내 주변과 이웃, 더 나아가 눈 건강 시대를 여는 올바른 습관이라고 생각합니다. 눈 건강 시대. 그렇게 큰 부담을 가질 필요는 없습니다. 그냥 자연스럽게 선글라스를 착용하는 작은 실천만으로도 이뤄지는 것입니다. 등산하면서 선글라스를 착용하는 것은 몸도 튼튼, 마음도 튼튼, 우리 눈까지 건강하게 만들어 주는 것으로 등산복과 선글라스와 사랑에 빠지는 것입니다. 우리 함께 선글라스에 대한 깊은 사랑을 가져 봅시다. 나와 내 주변의 모든 분이 선글라스와 사랑에 빠져 우리의 소중한 눈을 지켜내어 건강하고 행복한 아름다운 삶을 만들어 가는 데 함께하길 바랍니다. 선글라스와 우리가 사랑에 깊이 빠지면 빠질수록 우리의 눈 보호는 물론이고 눈을 건강하게 하여 밝은 세상을 만들어 갈 수 있습니다. 바야흐로 사랑받을 만한 착한 실천입니다.

자신을 존경하고 사랑에 빠지게 되면 주변을 사랑하게 되고 그 사랑은 큰 사랑이 되어 나와 우리를 변화하게 한다고 합니다. 눈 건강으로 밝은 세상을 만들어 낸다는 것은 소중한 일입니다. 건강한 몸과 마음은 우리를 행복하게 하고 아름다운 삶을 만들어 줍니다. 나의 작은 실천이 주변까지 변화시키는 힘의 원천이 됩니다. 우리 함께 선글라스를 조금 더 깊게 이해하고 사랑에 빠져 세상을 품읍시다.

등산복과 선글라스의 사랑에서 우리가 배울 점이 있습니다. 등산복이 일상의 평상복으로까지 사랑받게 된 것은 우리 모두의 끊임없는 관심과 착용을 통해 이뤄진 것입니다. 우리 모두 선글라스에게 관심과 애정을 베풀어주고 착용할 때 선글라스는 우리의 곁으로 다가올 것이며, 눈 보호와 눈 건강을 지켜내고 밝은 세상을 만들어 가는 데 힘이 되어줄 겁니다. 우리 함께 선글라스와 사랑에 빠져 밝고 아름다운 세상을 만들어 가는 데 많은 사랑을 뿌려 주실 것을 믿습니다.

♠ 우리 함께 밝은 세상을 만들어 가요

앞으로 우리는 선글라스를 생활필수품으로 여기고 더 밝은 세상을 만들어 가야 합니다. 나는 누구이며 누구를 위해서 열정과 헌신적으로 열심히 살아왔는지, 무엇을 위해서 지금도 열심히 노력하고 있는지에 대하여 여쭈어보면 나의 행복과 가정을 이룬 분들은 가정의 행복을 위해서 노력하고 열심히 살고 있다고 말씀하실 겁니다. 밝은 세상을 만들어 가는 행복과 기쁨이 가득한 아름다운 삶의 중심은 나이며 가족의 깊은 사랑으로부터 시작됩니다.

여러분은 일상 탈출을 위해서 해외 아니면 국내 여행을 사랑하는 사람과 즐기시지 않습니까. 힐링을 하기 위해서 여행을 떠나시지 않으신가요. 저는 어디에 가든 늘 느끼는 것 하나가 있습니다. 맛있는 음식, 다양한 먹거리와 카페는 반드시 찾아야 하는 게 일상이 된 현실입니다. 가족과 함께, 연인과 즐겁게, 지인과의 만남에서 행복한 시간을 보내는 것이 최고의 힐링이 아니겠어요.

그 최고의 일상에 '야외에선, 선글라스 끼세용!'을 실천하시면 힐링과 눈 건강을 함께 이룰 수 있지 않을까 생각하게 됩니다. 우리 생활의 필수품인 선글라스는 우리 가정의 행복을 지켜 주고 밝은 세상을 만들어 가는 데 아주 좋은 친구입니다. 세상의 모든 것을 이루고 성취할 수 있다면 얼마나 좋을까요. 그러나 현실은 만만치 않습니다. 그래도 아주 간단하면서도 쉬운 생활습관인 선글라스 착용만으로도 자외선으로부터 눈 건강을 지킬 수 있으며 특히, 후천성 안과 질환도 예방할 수 있다고 합니다. 나를 지켜 주는 선글라스, 멋지지 않나요.

선글라스의 가치는 얼마나 될 것으로 판단하시나요. 가치로 평가할 수 있는 대상이 아니라 우리가 좋아하든 싫어하든, 그는 우리들 곁에서 묵묵히 자외선과 매일 싸우고 있습니다. 우리의 눈 보호와 눈 건강으로 밝은 세상을 만들어 내기 위해서 오늘도 열심히 정직한 모습으로 우리를 지켜내고 있는 것입니다.

우리의 눈을 지켜주는 선글라스, 멋지지 않으세요? 많은 사랑 부탁드립니다. 참으로 멋진 친구로서 강력하게 추천해 드립니다. 나를 사랑해 주는 선글라스 착용의 날인 '끼쏭(KKISONG) 데이(Day)'를 7월 16일로 지정하였습니다. 우리 함께 자연스럽게 실천하면 눈 보호와 눈 건강을 위해 얼마나 큰 효과가 있는지 아시게 될 겁니다. 나의 작은 실천이 우리 모두를 지켜내는 큰 힘이 된다는 사실을 피부로 느끼게 될 겁니다.

끼쏭(KKISONG) 데이(Day)의 실천만으로도 우리는 눈 보호와 눈 건강을 지켜내어 밝은 세상을 만들어 갈 수 있습니다. 소중한 선물 하나를 더 드리고자 합니다. 밝은 노래로 소중한 분들에게 행복과 밝은 세상의 미래를 선물해 드리세요. 〈선글라스(Sunglass) 해피 송

(Happy Song)〉, 즉 〈썬행송(S·H·S)〉은 기쁨과 행복을 드립니다

우리 모두를 존경하고 사랑합니다. 작은 실천과 창의적인 아이디어로 우리 함께 밝은 세상을 만들어 가요. 외출할 때 선글라스 착용, 야외 활동하실 때 선글라스를 착용하는 것은 우리가 가야 할 멋지고 밝은 세상을 여는 길입니다. 선글라스는 비가 오나 눈이 오나 햇볕이 쨍쨍한 날이나 길목에 서서 우리를 기다리고 있다고 합니다. 손만 뻗으면 닿을 만한 길목에서 사랑을 받기 위해서가 아니라 밝은 세상을 우리 모두에게 선물하기 위해서 말입니다. 그를 어찌 사랑하지 않을 수 있을까요. 멋진 그를 늘 사랑한다고 한번 말해 보세요. 그는 신이 나서 자외선과 더 열심히 행복한 싸움을 하지 않겠어요.

우리 함께 밝은 세상을 만들어 가요. 밝은 세상을 만들어 가는 것이 그렇게 어렵지 않고 쉽다는 것을 이제야 아셨다면, 그나마 다행 중 다행입니다. 이미 밝은 세상을 만들어 가는 대열 안에 있다는 것이기 때문입니다. 세상은 마음먹기에 달렸다고 하지 않습니까. 우리의 밝은 세상을 만들어 가는 것을 선글라스 착용만으로도 이뤄낼 수 있다는 것이 행복하지 않으신가요. 우리의 작은 실천이 소중한 밝은 세상이라는 큰 열매가 되어 우리를 기다리고 있습니다. 밝은 세상을 만들어 가는 데 우리가 함께하면 더 가치가 있습니다. 모두를 존경하고 사랑하는 마음은 더 큰 열매를 맺는다는 사실을 여러분 모두 공감하시죠. 그 사랑과 밝은 세상은 우리 모두에게 건강은 물론이고 건강한 마음을 준다고 합니다. 이보다 멋진

선물이 어디에 있겠습니까. 우리 모두 선글라스 착용으로 밝은 세상을 만들어 가면서 서로에게 힘이 되고 의지가 되길 바랍니다. 우리 모두가 건강하고 행복한 더 큰 세상을 만들어 가는 데 참여해 주시고 격려하여 주시기를 바랍니다. 우리의 희망은 모두가 행복하고 건강한 밝은 세상입니다.

♠ 우리가 소중하게 여기는 것은

우리가 소중히 여기는 것에는 과연 무엇이 있을까요. 나열하면 헤아릴 수 없을 정도로 많을 겁니다. 이 복잡한 것을 글로 남기는 큰 뜻은 성공보다 소중한 것은 과연 무엇일까를 표현하기 위함입니다. 여러분도 한 번쯤 생각해 보셨는지요. 다른 사람이 나에게 갑자기 당신에게 제일 소중한 것은 무엇이라고 생각하는지 질문하면 바로 대답하실 수 있으신지 궁금합니다. 건강이라고 아니면 성공이라고 말씀하실 수도 있습니다.

무엇이든 풍족하고 행복하고 건강할 때는 그 소중함의 가치를 잘 모릅니다. 잃어버려야, 잃고 나서야, '아차! 그때 그렇게 할 걸…' 하면서 후회한다고 합니다. 아름다운 삶에서 중요한 부분이 하나 있습니다. 건강한 삶, 후회 없는 삶입니다. 우리가 바라는 최대의 로망이지 않나요? 건강은 아무리 강조해도 듣기 좋은 말입니다. 여러분도 건강하고 행복하게 멋진 삶을 만들어 가시기를 진심으로 바랍니다.

요즘에는 어디에 가든 쉽게 마음만 먹으면 운동할 쾌적한 공간과 다양한 운동 시설이 우리를 늘 즐겁게 맞이해 주고 있습니다. 남녀노소를 떠나 건강을 위해서 즐겁게 열심히 운동하는 모습을 보면서 그 밝은 웃음에서 행복을 느끼게 됩니다. 자신에 대한 건강관리는 국민 건강증진에 기여하고 삶의 질을 높인다고 합니다. 우리 자신의 건강관리로 맺은 건강은 더 큰 행복과 즐거운 삶을 만들어 줍니다.

운동에는 남녀노소가 없지요. 건강과 아름다움을 위해서 많은 노력과 시간을 자신을 위해서 할애한다는 것은 매우 좋은 일입니다. 아름다운 삶은 건강을 바탕으로 이뤄집니다. 우리의 삶은 마음먹기에 따라서 달라진다고 하지요. 소중한 나를 위해서 무엇을 하실 수 있으세요. 나를 위한 것이라면 못할 것이 없을 것이고 무엇이 두렵겠습니까.

여기서 잠깐, 우리의 삶 중에서 자연으로부터 반드시 지켜내야 할 것이 무엇인지 알고 계시는지 궁금합니다. 과연 무엇일까요. 바로 자외선입니다. 자외선으로부터 우리의 눈을 보호하기 위해서는 선글라스 착용이 큰 역할을 한다고 합니다. 선글라스 착용은 우리의 눈 보호와 눈 건강을 위해서 필수라고 하는 데 여러분도 공감하시나요. 아무리 강조해도 지나치지 않은 선글라스 착용 습관. 우리에게 좋은 습관으로 남아 있어야 합니다.

선글라스 착용의 생활화는 우리 모두에게 건강과 행복, 즐거움을 가져다줍니다. 건강, 행복, 즐거움보다 더 큰 선물이 어디 있을까요. 선글라스가 없으면 불편하고 외출하기도 곤란하다는 것을 몸소 느껴야 합니다. 그래야 선글라스의 필요성과 소중함에 대하여 다시한번 생각하고 실천하는 새로운 모습으로 변화하게 될 것입니다. 우리 모두의 눈 건강을 위해서 선글라스 착용의 생활화가 빠르게 정착해야 합니다. 우리의 삶 속에서 선글라스의 소중함은 영원해야 하며 선글라스 착용으로 우리의 눈 건강을 지켜내야 합니다.

♠ 우리 눈을 사랑해요

여러분도 우리에게 친근한 친구를 누구나 하나씩은 가지고 있을 겁니다. 우리의 소중한 친구 선글라스 말입니다. 우리 삶의 중심에서 건강을 지켜내고 행복을 선물하는 선글라스는 눈 사랑의 필수품입니다.

'사랑'이라는 표현은 참으로 멋진 표현입니다. 내가 나를 사랑하고 무엇을 나에게 해 줄 수 있다면 참으로 행복하지 않으세요. 강한 햇볕이 내리쬐는 요즘, 야외에서나 일상에서 선글라스를 착용한 분들을 많이 볼 수 있다는 것은 눈 건강에 대한 사람들의 관심이 그만큼 커졌다는 사실입니다. 자외선으로부터 자신의 눈 건강을 지켜낸다는 것은 눈 사랑의 시작입니다. 눈 사랑으로 더 밝은 세상을 만들어 가면서 더 큰 꿈을 꿀 수 있는 소중한 것입니다.

눈 사랑을 위한 선글라스 착용은 우리 모두가 실천할 때 찾아오는 소중한 보물입니다. '눈 사랑' 하면 떠오르는 것이 바로 선글라스입니다. 선글라스와 우리가 서로가 의지하고 좋은 의견을 주고받을 때 눈 건강을 위한 길이 열리는 기적이 일어납니다. 물론 너무 큰 기적은 부담되겠지만, 나로부터 자연스럽게 시작된 눈 사랑은 선글라스를 찾게 되고 눈 건강을 지켜내는 소중한 사랑의 열매가 됩니다. 그렇게 되면 선글라스는 우리 생활 속에서 필수품이 되어서 행복한 웃음을 지을 겁니다.

우리 모두가 건강하고 행복한 세상을 만들어 가는 것이 그렇게 어려운 것만은 아니라는 것에 다들 공감하시나요? 나의 눈 사랑이 우리 모두의 아름다운 삶으로 이어지기 위해서는 끊임없이, 변함없이 지속해서 노력해야 합니다. 나를 위해서 선택한 길도 행복하지만, 우리 모두를 위해서 가는 길은 비단길입니다. 늘 행복한 마음으로 즐겁게 우리 모두를 위해서 희생하고 솔선수범할 때 얻을 수 있는 행복의 모습이 밝은 세상으로 이어진다는 것입니다.

행복을 듬뿍 주는 사랑의 선글라스가 우리의 눈 지킴이 역할을 다해 주듯이 우리는 할 수 있습니다. 우리 함께 눈 사랑으로 밝은 세상을 만들어 갈 수 있다는 자신감으로 똘똘 뭉쳐 봅시다. 자외선, 먼지, 바람, 돌 튀는 것, 나뭇가지 등으로부터 우리의 소중한 눈 사랑을 널리 퍼지게 하는 아름다운 것으로 우리 모두에게 더 나아가 넓은 세상까지 밝은 세상과 희망이 퍼질 수 있다면 이보다 보람

있고 흐뭇한 일이 어디에 있겠습니까.

우리 눈을 사랑해요. 사랑이라는 말은 듣기만 해도 행복하고 기분이 좋아지는 말입니다. "사랑해." 백만 번 더 들어도 기분 좋은 말 '눈 사랑.' 눈 사랑의 깊은 뜻입니다. 자외선, 먼지, 바람, 돌 튀는 것, 나뭇가지 등으로부터 우리의 소중한 눈을 보살펴주는 선글라스는 사랑입니다. 우리를 위해서 희생하고 봉사하는 멋진 사랑입니다. 사랑은 언제든 불러만 준다면 달려갈 준비가 되어 있다고 합니다. 우정이 아주 깊은 친구라도 불러만 주면 달려가기란 쉽지 않은 것이지요. 우리의 눈을 보호하기 위해서 준비된 사랑이 여기 있습니다. 사랑은 우리 눈 사랑을 지켜내는 것이 삶의 목표라고 합니다.

♠ 선크림과 선글라스

외출 시에 잊으면 안 되는 필수품 중 하나가 선크림입니다. 선크림은 현대를 살아가는 우리에게는 매우 중요하고 없어서는 안 될 소중한 생활필수품입니다. 선크림의 놀라운 효과인 피부 노화 방지, 자외선 차단에 대하여 하나씩 알아보도록 하겠습니다. 인간은 누구나 예뻐지고 싶고 건강하게 아름다운 삶을 살아가는 것이 로망일 겁니다.

선크림은 피부 노화 방지, 자외선 차단으로 우리의 젊음을 유지해 준다고 합니다. 우리는 피부의 건강과 아름다움을 위해서 많은 관심과 노력을 기울입니다. 아름다움은 여성에게는 소중한 로망이고 자신을 위한 가치입니다. 우리 모두의 아름다움과 피부 건강을 위해서는 선크림의 생활화가 중요합니다. 선크림을 깊이 사랑하는 것만으로도 아름다운 자신을 더욱더 아름답게 만들어 갈 수 있다는 사실에 행복하지 않으세요. 우리는 좋은 환경 속에서 누구보다 멋진 인생을 살고 있습니다.

아름다움을 위해서 선크림의 사용을 생활화하듯이 우리에게 피부만큼이나 소중한 눈이 있습니다. 자외선으로부터 우리의 소중한 눈을 보호해 주는 선글라스 착용에 대하여 어떻게 생각하시는지, 착용은 하시고 있는지 묻고 싶습니다. 자외선이 피부 노화까지 가져온다는 사실을 알고 보니 자외선으로부터 선글라스의 착용은 우리의 눈 보호와 눈 건강을 지켜주는 매우 소중한 가치가 있는 것입니다.

자외선이 피부 노화까지 가져온다는 사실은 중요합니다. 이를 예방하기 위해서는 선크림은 필수입니다. 우리는 선글라스를 얼마나 사랑하고 있고 착용하고 있는지 한번 묻고 싶습니다. 선글라스는 우리의 눈 보호와 눈 건강을 위해서 야외 활동이나 외출 시 반드시 착용해야 하는 생활의 필수품입니다. 선글라스를 소중히 여겨주세요. 착용은 기본입니다. 자외선으로부터 우리의 소중한 눈을 사랑하고, 눈 보호와 눈 건강으로 밝은 세상을 만들어 가는 데는 우리 모두 선글라스 착용의 생활화를 이루어내야 합니다. 선글라스 착용은 선택이 아닌 필수입니다.

♠ 썬! 고마워

지금까지 선글라스를 착용의 장점에 관해서 글로 표현한 것이 이백 번은 넘을 것이며 마음속으로 표현한 것은 그보다 열 배가 많은 이천 번은 될 겁니다. 우리 모두를 너무나 존경하고 사랑하는 마음과 자외선으로부터 눈을 지켜내겠다는 강한 의지와 용기가 있었기에 가능한 일이었습니다. 선글라스의 목소리는 듣지 않고 우리의 주장만 이야기했던 것 같습니다. 그런데도 선글라스는 충분히 이해하고 사랑을 준다고 하니 참으로 마음이 넓은 사랑이 가득한 통 큰 결정에 감사할 뿐입니다.

요즘은 꿈에서도 모든 분께서 선글라스 착용한 모습을 보며 행복하고 즐겁게 놀고 있습니다. 나눔과 봉사로부터 오는 행복의 기쁨이 제일 크다고 합니다. 『선글라스 끼숑(KKISONG)』을 완성하기 위해 한 글자씩 써 내려가면서, 너무나 큰 보람과 고마운 시간을 보내고 있다는 사실에 큰 행복을 주신 모든 분께 감사와 고마운 마음을 전해드립니다.

썬! 고마워.

우리의 눈 보호와 눈 건강을 위해서 항상 변함없는 모습과 통 크게 사랑을 베푸는 선글라스의 모습은 우리가 배워야 할 점이 아닌가 싶습니다. 나눌 수 있는 사랑이야말로 우리 모두에게 소중한 사랑입니다. 선글라스에게 고맙고 또 고맙습니다. 자외선, 먼지, 바람 등으로부터 우리의 소중한 눈을 보호하고 눈 건강을 지켜주는 썬! 고마워. 사랑도 통이 크지만 늘 겸손하면서 멋을 겸비한 그대는 멋진 선글라스야. 그대와 사랑에 빠지다니, 그야말로 방송에 나올 만한 기삿거리일 겁니다. 우리 함께 선글라스와 사랑에 빠져 눈 건강을 반드시 지켜냅시다. 선글라스 착용은 선택이 아니라 필수입니다. 이는 나를 위한 필수이며 자외선, 먼지, 바람 등으로부터 우리를 지켜줄 수 있는 유일한 그대는 바로 선글라스입니다. 선글라스, 사랑합니다.

사랑할 수 있다는 것과 사랑을 줄 수 있다는 것을 싫어할 사람은 없을 겁니다. 선글라스와의 사랑, 우리 함께 실천해요. 자연환경과 자외선으로부터 우리의 눈 사랑, 눈 보호와 눈 건강을 지켜내고 밝은 세상을 만들 수 있습니다. 적극적인 관심과 착용의 실천만으로 만들어 낼 수 있습니다.

썬! 고마워.
사랑을 받는다는 것은 참으로 기쁜 일입니다.
사실 선글라스가 우리와 어떠한 인연이나 관계도 없는 데도 불구하고 저는 선글라스를 마음속에서 이천 번 이상 표현했다고 말씀드렸습니다. 이는 버릇에서 나온 것이 아니라 우리 모두를 진정으로 존경하고 사랑하는 마음과 여기에 선글라스의 깊은 사랑이 더해져 만들어진 큰 성과입니다.

별다른 관심이 없었고 불편하고 주변을 의식하면서 착용했던 선글라스가 의젓하고 멋지게 필수품의 자리에 오르기까지 수고한 우리 모두에게 큰 박수를 보내드립니다. 작은 실천이 우리에게 눈 사랑을 만들어 낸 것은 우리 모두의 승리입니다.

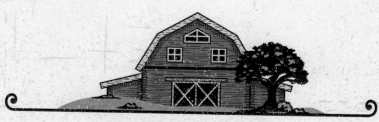

PART VI

올바른 선글라스 선택하기

올바른 선글라스 선택은 우리의 눈 건강을 지켜 주며 착
용의 생활화는 밝은 세상을 만들어 줍니다. 또한, 눈 건강
에 좋은 영양덩어리는 눈 건강에 도움이 됩니다.

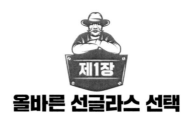

올바른 선글라스 선택

♠ 선글라스 렌즈의 모든 것

선글라스는 자외선 차단 기능이 있는 선글라스를 착용해야 합니다. 차단 기능이 없는 무늬만 선글라스인 걸 쓴다면 오히려 동공이 확장되어 더 많은 자외선에 노출될 수가 있어서 선글라스를 고를 때는 각별한 주의가 필요합니다. 마찬가지로 선글라스 색이 짙을수록 동공이 더 확장되기 때문에 자외선이 더 많이 침투할 수 있습니다. 따라서 눈이 안 보일 정도로 너무 짙은 색은 피하고 색의 농도가 70~80% 정도이며 단색으로 색이 고르게 분포되어 있는 것이 좋습니다. 특히 여름철처럼 기온이 높을 때는 렌즈의 굴곡 현상 등이 없는지 꼼꼼히 확인해 봐야 합니다. 좋지 않은 제품의 경우 30~50도의 온도에서 2~3분 정도만 노출되어도 심한 굴곡 현상이 일어나기 때문입니다.

검은색은 모든 색 파장을 차단하기 때문에 자외선으로부터 눈 보호에 가장 적합합니다.

회색은 빛을 균일하게 흡수하여 자연 그대로를 보여 주기 때문에 등산이나 운전 시에 적합합니다.

갈색은 흩어지는 청색 빛을 여과시켜 시야를 선명하게 하여 해수욕장이나 골프 운동 시에 적합합니다.

노란색은 자외선과 청자색의 파장을 강하게 흡수하여 눈 자극을 크게 감소시켜 야간 운전 시에 적합합니다.

녹색은 눈을 시원하게 해주고 피로감을 감소시켜 낚시에 적합합니다.

파란색은 연하게 사용하는 것이 좋고 빛을 산란시켜 흐린 날에 적합합니다.

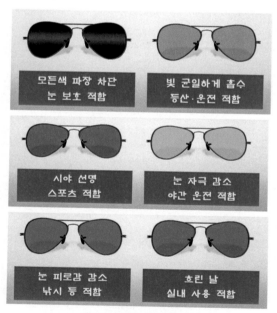

선글라스의 색상 및 착용 시기

제2장

눈 건강에 좋은 영양에 관한 모든 것

♠ 눈 건강에 좋은 영양덩어리

지금까지는 자외선과 선글라스의 관계에 대해 말씀드렸습니다. 눈 보호와 눈 건강으로 밝은 세상을 만들어 가자는 것으로부터 우리의 눈 건강의 소중함에 대하여 집중적으로 다양하고 실전적이며 사례 중심으로 말씀드렸습니다.

자외선과 선글라스의 관계에 있어서, 선글라스는 우리에게 꼭 필요한 소중하고 실천해야 할 필수품임을 알게 되었습니다. 자외선으로부터 우리의 소중한 눈을 보호하기 위해서는 우리의 실천이 절실히 필요하다는 것도 알게 되었습니다.

이제는 선글라스로부터 소중히 지켜낸 우리의 밝은 눈을 영양덩어리 섭취로, 더욱 건강하게 변화시켜 드리겠습니다. 기대해 보셔도 좋을 듯합니다. 오늘날 우리 모두의 소망은 행복하고 아름다운 삶을 나와 가족이 건강하게 즐기는 것이라고 합니다. 행복의 조건은 다양하게 이야기할 수 있으나, 건강이 뒷받침되어야 멋지고 행복한 삶을 만들어 낼 수 있습니다.

이곳에서는 눈 건강을 위해서 무엇을 드셔야 좋은지부터 말씀드리고자 합니다. 더욱더 밝은 세상을 만들기 위해 눈 건강에 좋은 영양소들을 불러 모아 이야기를 들어보시고 눈으로 보시면서, 맛있게 드시는 것을 알아보고자 합니다. 건강을 위해서 우리 함께 맛있게 드시는 시간을 가져 보면서 건강하고 행복한 세상을 만들어 가시기를 진심을 담아서 희망합니다.

수없이 말씀드렸지만, 저는 우리 모두를 존경하고 사랑합니다. 저 자신까지도 말입니다. 그만큼 우리 모두를 존경하고 사랑하는 마음을 담아 눈 건강을 위한 영양소를 준비해 드리고자 하는 착한 마음으로 영양소를 찾아 나섰습니다.

마트에 간다는 것이 이렇게 설레기는 처음이었습니다.

일상적으로 물품을 구매하기 위해서 가던 것과는 전혀 다른 기분이었고, 나보다 우리를 위해서 구매하는 것의 매력을 알게 되었습니다. 미리 준비한 구매 목록에 따라 한 영양소, 한 영양소를 구매하다 보니 어느덧 장바구니가 한가득 채워졌습니다. 존경과 사랑을 한가득 담듯 행복했습니다.

집에 돌아와 깨끗한 물로 말끔히 세척해 보니 영양소의 모습이 많이 예뻐 보였습니다. 우리 모두에게 드릴 영양소이기 때문인가 봅니다. 조명을 세팅하고 영양소에게 멋진 포즈를 주문하니 참으로 세상에 하나밖에 없는 한 장의 작품으로 다가옵니다. 한 장의 영양소는 우리 모두의 건강을 위한 영양덩어리입니다. 우리 모두를 존경하고 사랑하는 영양덩어리를 드시고, 눈 건강으로 밝은 세상을 즐기시면서 행복과 기쁨이 가득한 힘찬 나날이 되시기를 진심으로 희망합니다.

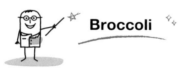

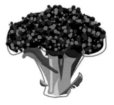

브로콜리는 비타민 A가 풍부합니다. 또한, 브로콜리에 있는 루테인 등의 성분은 황반변성, 백내장 등을 예방하는 효과와 야맹증, 노안 등을 예방하는 데도 도움이 됩니다.

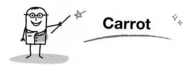

Carrot

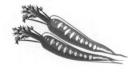

당근의 베타카로틴 성분은 황반변성, 노인성 백내장, 안구 건조증 등 안구 질병을 예방하는 데 탁월하다고 합니다.

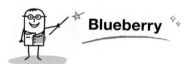

Blueberry

블루베리에 함유된 안토시아닌은 눈의 피로를 해소하고 망막 쇠퇴 방지 및 시력과 안구 건조증, 야맹증, 백내장 예방에 큰 도움을 줍니다.

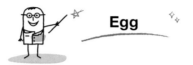

Egg

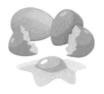

달걀노른자에는 루테인이 많이 들어 있어요. 루테인을 섭취할 경우 눈의 시력을 개선해 주고 안과 질환 개선에 효능이 있다고 합니다.

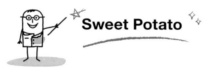

Sweet Potato

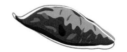

고구마에는 비타민 A 성분이 풍부하고 시력보호 및 개선에 도움을 주며 안구 건조증 같은 눈 질환들을 예방해 주는 역할도 한답니다.

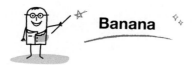

Banana

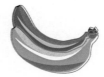

바나나에는 비타민 A 성분이 풍부하고 눈 주위의 세포막과 각막에 도움이 되는 단백질 요소 화합물이 다량으로 포함되어 있어서 황반변성 예방에도 효과가 큽니다.

Kiwi

키위에는 눈 건강에 좋은 루테인과 제아잔틴이 풍부하게 함유되어 있어 섭취 시 황반변성을 예방할 수 있으며, 눈의 노화 방지에도 효과가 있다고 합니다.

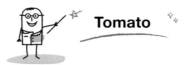

Tomato

토마토에 함유된 비타민 A는 시력을 향상시키고 야맹증을 예방해 주고 황반 변성 등 안구 질환의 위험을 줄여 준다는 사실이 밝혀졌다고 합니다.

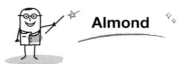

Almond

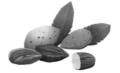

아몬드는 야맹증이 생기는 것을 막아주고 시력을 보호해 주는 데 확실한 효과가 있고 시력 저하를 예방할 수 있다고 합니다.

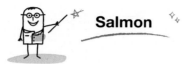

Salmon

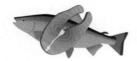

연어에는 눈 건강에 좋은 비타민 A가 풍부해 꾸준하게 드시면 시력 저하를 막아 주는 것은 물론이고 눈의 노화나 피로감, 야맹증까지 예방할 수 있습니다.

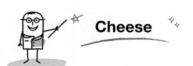

Cheese

치즈는 섭취 시 눈의 자연 치유 능력을 높여 줍니다. 또한, 눈의 조절 기능을 다스리는 수정체와 모양체의 주성분이 포함되어 있기에 꾸준히 섭취하면 노안 예방 효과가 있습니다.

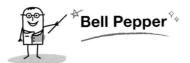

Bell Pepper

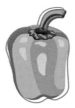

오렌지색 피망에는 제아잔틴이 가장 많이 들어있습니다. 제아잔틴은 신체 내에서 만들 수 없기에 식품을 통해서 섭취해야 한다고 합니다.

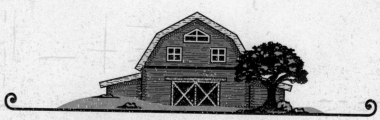

PART VII

선글라스를 멀리해서
일어났던 실제 사례

그간 장장 40년간 청소년을 위한 업무를 해 오면서 자외
선으로부터 선글라스를 멀리하여 백내장 수술까지 이르
게 된 실제 사례를 공개합니다.

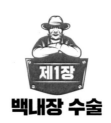

제1장
백내장 수술

　사람이 건강할 때는 그저 건강하니까 하는 마음이다가 나중에 문제가 생기면 소중함을 나중에서야 깊이 깨닫듯이, 우리의 눈도 잘 보일 때는 아주 잘 보이니까 다른 생각 없이 지내다가 나중에 문제가 생기면 그때서야 '잘 관리할 걸…' 하면서 후회하는 경우가 많습니다. 이는 대부분의 사람이 다 비슷한 것 같습니다. 저도 학생 때는 눈 시력이 2.0인 만큼 저 멀리 있는 글씨도 잘 보이고 점 하나도 잘 보였던 관계로 별로 불편함이 없었습니다.

　이후 졸업하고 취직하여 학생들과 같이 생활하고 주말이면 야외에서 활동하고 여름방학이면 하계 캠프, 겨울방학에는 스키 캠프, 동계 캠프 등 다양한 활동을 했습니다. 햇빛이 많은 날에는 선글라스를 착용하고 활동을 하고 싶었으나 그때만 해도 선글라스를 끼면 어린 것이 버릇없이 어른 앞에서 색깔 있는 안경을 쓰고 다닌다고 혼내던 시절이었기에 감히 엄두도 못 내고 그냥 '난 눈이 워낙 좋으니 걱정 없어.' 하는 혼자만의 긍정으로 생활했습니다.

　옆에서 누구 하나 선글라스를 착용하라고 권유해 주는 사람이 없었습니다. 오히려 나이 든 사람이나 젊은 사람이나 똑같이 너나 없이 "건방져서 안 돼."라는 말을 하던 시절이었습니다.

30대 중반이 되자 눈 시력이 1.5~1.4 정도로 떨어졌습니다. 그래도 "에이~ 그래도 아직 괜찮아." 하면서 대수롭지 않게 지냈습니다.

50대 초반이 되자 눈이 잘 안 보이는 것 같아서 안과에 가서 시력을 측정했습니다. 1.0으로 내려갔으나 아직 안경을 낄 단계는 아닌 것 같아서 또 그냥 지나쳤습니다. 결국 50대 중반에 시력이 0.8대로 떨어져 돋보기안경을 착용하게 되었습니다.

이후로도 점점 시력이 약화되면서 바로 앞에 있는 모니터 글씨도 잘 안 보일 정도로 시력이 0.1로 급격하게 떨어졌습니다. 시력 저하가 너무 심한 것 같아서 안과에 가서 검진을 받으니 백내장이 왔다고 주의하라는 얘기를 듣게 되었습니다. '그동안 내가 너무 눈에 대해 자만심을 가졌었구나.' 하는 생각이 들었습니다.

눈앞에서 벌레가 기어가는 형상이 보여 가끔 잡는다고 손을 내밀면 주위에 있는 분들이 큰일이라고 병원에 빨리 가 보라고 얘기할 정도였습니다. 저 혼자만 계속 점 같은 것도 보이고 앞에서는 뭐가 그렇게 지나다니는지, 이상한 현상이 갈수록 심해져 이러다가 실명이 될까 봐 겁이 났습니다. 그때가 사회생활을 시작한 지 38년이 지나는 시점이었습니다. 워낙 야외 활동이 많은데 보호 장구라고는 하나도 착용하지 못하고 생활을 했으니 기가 막힐 정도였지요.

여름 캠프를 할 때는 어느 때는 8박 9일 동안 야외의 땡볕에서 텐트 생활을 학생들과 하면서 선글라스 하나 착용을 못 하고 그냥 맨눈으로 지냈습니다. 푸른 바다가 눈앞에 펼쳐져도 학생들의 안전을 우선하였기에 강한 햇빛에 눈이 부셔서 눈을 찡그리며 활동을 하면서도 선글라스를 착용할 생각을 전혀 하지 못했습니다.

자외선이 강해 피부가 까맣게 타들어 갈 정도로 햇볕이 쨍쨍한 날씨에도 눈 보호를 위해 선글라스 착용해야겠다고 생각하면서도 앞에서 말씀드린 바와 같이 건방지다는 소리를 들을까 봐 선뜻 착용하지 못했습니다.

겨울 캠프 때도 눈 위에서 스키 캠프를 할 때 학생들의 안전을 우선해야 하는 관계로 눈의 아름다움이라든가 하는 것은 사치일 뿐이었습니다. 그냥 학생들만 바라보면서 하얀 눈에 반사되는 빛에 눈을 찡그리면서도 눈 보호는 하나도 못 하고 그대로 노출이 되었습니다. 선글라스 하나 착용하지 못하고 오로지 사명감과 책임감으로 그냥 활동했습니다.

너무 후회스러웠습니다.

건방지다고, 네가 그렇게 잘났냐고 해도 내 눈을 위해서 착용을 해야 했건만 어르신들 앞에서 선글라스를 착용하면 건방지다는 말을 철석같이 믿으며 맨눈으로 지냈던 그동안의 제 모습이 한없이 원망스러웠습니다.

눈이 보배라는 말도 있건만, 동네 안과 병원은 있는 대로 다 다녔으나 결론은 백내장이 심하게 와서 수술을 받아야 한다고 했습니다. '아, 내 눈이 어쩌다 이렇게 되었을까…' 하는 처절한 마음을 추스르느라 한동안 너무나 힘이 들었습니다. 책상 앞에 앉아서 컴퓨터를 사용하는 것조차 돋보기안경이 없으면 안 보여서 헤맬 정도였고 밖에 나가면 뭔가 뿌연 날씨처럼 모든 사물이 탁해 보였습니다. 원래 이런가 하는 생각으로 그냥 또 세월을 보냈습니다.

그러던 와중에 2018년 7월경, 여름 캠프를 끝내고 눈이 도저히 너무 침침하고 너무 심하게 벌레가 다니는 것 같아서 유명하다는 안과를 찾았습니다. 그 병원에서도 오른쪽 눈에 백내장이 너무 심하게 왔고 왼쪽도 심해지기 시작한 단계라고 하며 수술을 권유했습니다.

또 몇 달을 망설였습니다.
'혹시 수술을 받다가 완전 실명하는 건 아닐까?'
'아니면 하고 나서 심한 마이너스인 눈에 끼는 돋보기안경을 평생 동안 껴야 하는 건 아닐까?'
별별 상상을 다 하면서 그렇게 몇 달을 보냈습니다.

그사이에 다른 병원을 또 찾았으나 같은 진단이었습니다.
백내장이 심하면 황반변성이 오고 더 심하면 실명할 수 있다는 얘기를 듣고 나니 눈앞이 제대로 보이질 않았습니다.

어떻게 집에 돌아왔는지는 저 자신도 잘 모르겠습니다.

수많은 고민 끝에 드디어 그해 11월 중순에 검진을 받았던 안과 병원을 찾아가 백내장 수술을 하겠다고 하여 날짜를 잡고 주의사항 등을 들은 후 귀가하면서 많은 기도를 했습니다.

11월 20일(화). 모든 두려움과 한편으로는 앞으로 잘 볼 수 있다는 설렘 등 근심 걱정과 모든 생각을 가득 안고 안과를 찾았습니다.

우선 오른쪽 눈의 백내장 수술을 하고 이틀 뒤에 왼쪽을 하기로 하여 이날 오른쪽 백내장 수술을 하고 귀가하였습니다. 이튿날이 되어 오른눈에 감았던 안대를 풀었는데 무언가 이상했습니다. 수술받지 않은 왼쪽 눈은 전에 보던 것처럼 그대로 잿빛으로 보이는데 오른쪽은 갑자기 나무 색깔이 초록이다 못해 아주 푸르른 색으로 보였습니다. 하늘은 저 멀리 위에 하얀색의 구름과 함께 푸른색으로 너무 아름답게 펼쳐져 있어서 이게 진실인가 아니면 잘못된 건가 하는 마음에 가슴이 쿵쾅대기 시작했습니다. 옆에 있는 딸한테 물었습니다.

"엄마. 나무색이 원래 저래? 하늘도 푸르르고 구름도 지금 하얀 구름이야." 하는 소리를 듣고 나니 '아! 이제야 정상으로 돌아온 건가?' 하는 생각이 들었습니다. 그날 안과 원장님을 뵙고 심각한 표정을 지으면서 말씀드렸더니 원장님께서는 껄껄 웃으시면서 "그게 정상입니다."라고 말씀해 주셨습니다. 그 말씀을 듣고 보니 그동안 참고 지내온 세월이 너무나 안타깝고 후회된다는 생각이 들었습니다. 눈앞에서 날아다니던 벌레도 없어졌고 점도 없어졌으며 모든 시야가 깨끗했습니다. 이후 왼쪽 눈도 수술받고 나니 양쪽 눈이 모두 정상으로 돌아왔습니다.

저는 이런 과정을 거치면서 '백내장이 이렇게 무서운 거구나. 세상이 제대로 안 보이고 원래 색깔도 회색빛이 도는 색으로 보이고 이러니 세상을 밝은 세상으로 볼 수가 없었구나.' 하는 생각이 들었습니다. 그래서 선글라스를 절로 찾게 되었습니다.

지금은 밖에 나갈 때면 당연히 선글라스를 착용하는 게 기본이 되었습니다. 건강을 위해 걷기를 하면서 흐린 날도, 해가 진 저녁에도, 그 어떠한 날씨에도 관계없이, 이제 수술을 받은 후로는 더 내 눈을 나 스스로 보호해야겠다는 생각에 누가 뭐라 해도 당당하게 내 눈은 내가 지킨다는 마음으로 선글라스 애용자가 되어 눈 건강을 지켜내고 있습니다.

왜 미리 선글라스 애용자가 되지 못했는지, 이제 와서 한탄하면 무슨 소용이 있고 누굴 원망한들 무슨 소용이 있겠습니까.

이미 이렇게 된 것을……

그나마 현대 기술이 발달하여 백내장 수술을 통해서 예전의 좋았던 눈으로 다시 돌아갈 수 있었음에 깊은 감사를 드립니다.

그러나 이제라도 선글라스의 소중함을 알았기에, 보는 사람마다 선글라스의 중요성을 전파하고 있습니다.

여러분에게도 내 눈은 내가 지킨다는 신념으로 눈을 보호하기 위해 선글라스를 꼭 착용하라고 말씀드리고 싶습니다. 저의 경험담을 들려주면서 적극적으로 권유하니 제 주변의 모든 분이 공감하였습니다.

내가 겪어 봤기에, 너무나 소중한 눈에 대해서 이제 알았기에 저와 같은 분들이 앞으로 발생하지 않도록 눈 보호와 눈 건강을 위해서 선글라스 착용을 적극적으로 권장하고 있습니다.

늦었다고 생각했을 때가 제일 빠를 때라는 말이 있듯이 이미 너무 늦었다는 생각이 드시거든 빨리 선글라스를 착용하세요. 선글라스 착용은 건방진 것이 아니고 내 눈을 내가 보호하는 목적입니다.

남은 내 눈을 보호해 주지 못합니다. 오로지 나 자신이 내 눈을 보호하기 위해 스스로 선글라스를 착용해야 합니다. 경험자로서 강력하게 주장합니다.

지금까지 백내장 실제 사례를 글로 남기면서 우리 모두에게 소중한 눈 사랑을 말씀드렸습니다. 눈 보호와 눈 건강으로 밝은 세상을 만들어 가기 위해서는 나를 위한 선택인 선글라스 착용, 이것만 꼭 기억하시면 됩니다.

보도 자료

○ KBS 〈9시 뉴스〉, "자외선 위험… '농촌 일할 때도 선글라스 쓰세요.",
2016. 6. 17.

○ KBS 〈WORLD 뉴스〉, 2016. 7. 18.

○ KBS 1TV 〈뉴스광장〉, "농촌 일할 때도 선글라스 쓰세요!", 2016. 7. 18.

○ KBS 아침 〈뉴스타임〉, '5분 건강 톡톡', "자외선 위험… 농촌 일할 때 선글라스
필수.", 2016. 7. 19.

○ KBS 1TV 〈6시 내고향〉, 2016. 7. 21.

○ KBS 1TV 〈6시 내고향〉, "폼 나는 농촌 선글라스를 소개합니다.", 2017. 10. 30.

자료 출처

○ '야외에선, 선글라스를 끼세용!' 자료: KBS강태원복지재단 질의 회신,
  2020. 7. 29.

○ 선크림의 연구 결과 자료: 식품의약품안전평가원 질의 회신, 2020. 8. 11.

○ 지구 온난화, 오존층 관련 자료: 환경부 질의 회신, 2020. 8. 14.

○ 군 선글라스 보급 및 착용 실태: 국방부 질의 회신, 2020. 8. 14.

○ 우리나라 계절별 자외선 측정 결과: 기상청 질의 회신, 2020. 8. 26.

○ KBS 〈9시 뉴스〉, 〈뉴스데스크〉 등: KBS 질의 회신, 2020. 8. 28.

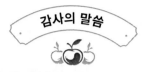

감사의 말씀

『선글라스 끼쑝(KKISONG)』 출간에 도움을 주신 분들

2016·2017년에 진행된 '야외에선, 선글라스를 끼세용!' 운동은 눈사랑운동본부와 KBS강태원복지재단의 멋진 작품인 나눔과 봉사로 출발했습니다.

눈사랑운동본부에서는 가톨릭대학교 여의도성모병원 문정일 안과 교수님, 드림성모 안과 정충기 원장님께서 자문을 주셨습니다. 또한, ㈜ KBS강태원복지재단 김영철 사무국장님의 지도가 있었습니다.

눈사랑운동본부·KBS강태원복지재단 및 국방부·환경부·기상청·식품의약품안 전평가원에서 자료 도움이 있었습니다.

단양 가곡·제천 봉양·충주 앙성 이장님들의 지원이 있었습니다.

이분들의 노력과 헌신을 통해 아이보라(EYEBORA)의 『선글라스 끼쑝(KKISONG)』 책 이 탄생했습니다.

앞으로도 범국민 운동으로 펼쳐나가 눈 사랑, 100세 눈 건강 시대를 선도하겠습니다. 우리 모두에게 밝은 세상을 만들어 가는 '길잡이'가 되겠습니다.